ANATOMIE CHIRURGICALE

DE LA

RÉGION DE L'AINE,

PAR

C.-P. ROBIN,

DOCTEUR EN MÉDECINE,

Licencié ès sciences naturelles, Interne des hôpitaux et hospices civils de Paris,
Élève lauréat de l'École pratique de Médecine, Membre de la Société anatomique de Paris.

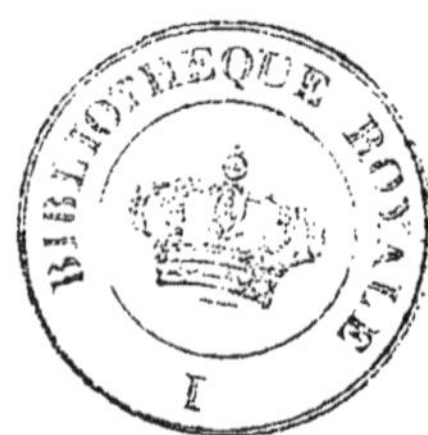

PARIS.

MÉQUIGNON-MARVIS FILS,
LIBRAIRE-ÉDITEUR,
rue de l'École-de-Médecine, 3.

1846

TABLE DES MATIÈRES.

CHAPITRE I.

CHAPITRE II.

ORGANES SUPERFICIELS DE LA RÉGION DE L'AINE.

CHAPITRE III.

ORGANES PROFONDS DE LA RÉGION DE L'AINE.

Cette thèse contient une exposition de l'anatomie du pli de l'aine. Des circonstances qu'il est inutile d'exposer m'obligeant à rendre ce travail aussi court que possible, j'en ai retranché les recherches bibliographiques et me suis abstenu de toute discussion, tout en conservant aux descriptions anatomiques l'étendue et l'exactitude que nécessitent les applications chirurgicales. Je regrette aussi de ne pouvoir placer en regard de ces descriptions les planches qui devaient les accompagner et en aider l'intelligence; mais ces dessins seront publiés dans peu avec un travail plus étendu sur le pli de l'aine chez l'homme et chez la femme, pour lequel M. Huette et moi recueillons des matériaux depuis plusieurs mois.

Ce travail contiendra un exposé historique des recherches anatomiques sur ce sujet, et une discussion d'où ressortira la cause des différences qu'on trouve entre les descriptions qui ont été données par les anatomistes. Cette diversité d'opinions tient à ce que les uns, sans consulter la nature, ont fait leurs descriptions avec des livres antérieurement publiés; les autres, au contraire, dédaignant trop les travaux de leurs devanciers, se sont contentés de dissections incomplètes ou dirigées d'après des idées préconçues. Aussi, divisant du scalpel ce que la nature a réuni et fabriquant de toutes pièces à leur gré des organes nouveaux avec ceux qu'elle a isolés, ces anatomistes décrivirent quelquefois non ce qu'ils voyaient, mais ce qu'ils voulaient voir.

La description anatomique qui va suivre fut exposée, en 1843, par M. le professeur Denonvilliers, alors chef des travaux anatomiques, dans ses cours à l'École pratique. A peu près à la même époque,

M. Gosselin dotait le musée de la Faculté de nombreuses pièces qui nous ont guidé dans notre description. Nous avons aussi consulté les travaux originaux de MM. Blandin, Velpeau, Bérard aîné, Malgaigne, Demeaux, Bonamy, etc.

Le moment est donc favorable pour réunir en un seul corps et compléter tant de savantes descriptions ; mais celle qu'on tracerait, en la compilant, calquée, pour ainsi dire, dans chacune de ses parties, ne saurait avoir le cachet d'ensemble que réclame l'anatomie chirurgicale. Ne serait-ce point d'ailleurs retomber dans les erreurs inséparables de la méthode que j'ai blâmée plus haut ?

C'est donc en respectant la puissante autorité de mes maîtres que j'ai cru qu'il était plus digne d'eux comme de moi d'utiliser différemment leurs recherches ; je me hasarde avec confiance dans les miennes, en songeant que j'aurai souvent occasion de rendre hommage à leur mérite, et j'accomplirai d'autant plus facilement ma tâche que je m'éclairerai de leurs travaux pour interroger plus sûrement la nature.

En anatomie, le meilleur livre est le cadavre. C'est le scalpel en main que j'ai tracé la description du pli de l'aine que je soumets aujourd'hui à l'appréciation des médecins, sans me faire illusion sur l'aridité d'un pareil travail. Je sais qu'il n'aura d'intérêt que pour ceux qui chercheront à en faire l'application aux affections chirurgicales dont cette région est si fréquemment le siége.

ANATOMIE CHIRURGICALE

DE

LA RÉGION DE L'AINE.

CHAPITRE Ier.

1° *Définition.* — On nomme *région de l'aine inguinale, inguino-crurale* ou *pli de l'aine*, la région formée supérieurement par la portion des parois abdominales qui renferment le canal inguinal, et inférieurement par la portion antérieure de la racine de la cuisse qui renferme le canal crural.

2° *Limites.* — Elle est circonscrite artificiellement du côté de l'abdomen par une ligne oblique partant de l'épine iliaque antéro-supérieure et gagnant la symphyse des pubis. A la cuisse elle est limitée par une ligne demi-circulaire, étendue de l'épine iliaque antéro-supérieure au pubis, en passant à la hauteur du petit trochanter.

3° *Configuration extérieure.* — Le *pli de l'aine* est l'enfoncement qui se remarque en avant sur les limites de l'abdomen et de la cuisse; il partage la région en deux parties, l'une triangulaire supérieure (*région de l'aine*), l'autre irrégulièrement circulaire et inférieure (région crurale). Il est dirigé obliquement de haut en bas et de dehors en dedans, et se continue en bas et en dedans avec le sillon qui sépare de la cuisse, le scrotum chez l'homme, et la grande lèvre correspondante chez la femme. Les plis des deux côtés convergent ainsi vers la ligne médiane inférieure du tronc, et forment les côtés d'un angle, ouvert en haut, dont le sommet circonscrit les organes génitaux externes derrière lesquels ils se réunissent sur la ligne médiane.

La flexion de la cuisse augmente la profondeur du pli de l'aine, surtout s'il y a en même temps rotation en dehors par contraction du couturier et du premier ou moyen adducteur. Entre ces deux muscles existe une excavation profonde chez les gens maigres. Si la cuisse est fortement étendue, le psoas fait saillie au-dessous du ligament de Fallope.

Le toucher fait sentir dans cette région des corps arrondis ovalaires, ne dépassant pas le volume d'une noisette ; ce sont des ganglions lymphatiques superficiels. Vers le milieu de la portion crurale de l'aine, on sent les battements de l'artère fémorale, surtout quand la cuisse est dans l'extension.

Partout ailleurs on ne sent que les muscles, et quelques apophyses de l'os des iles (épine du pubis, épine iliaque antéro-supérieure et épine iliaque antéro-inférieure).

La peau, le tissu adipeux et les *fascias* cellulaires sous-cutanés, les ganglions lymphatiques superficiels, et les vaisseaux qui se distribuent dans ces tissus, doivent être décrits dans les deux portions de la *région inguino-crurale* en même temps. Mais les aponévroses et autres organes profonds seront décrits à part, successivement, dans la portion inguinale et dans la portion crurale de l'aine.

CHAPITRE II.

ORGANES SUPERFICIELS DE LA RÉGION DE L'AINE.

Ce sont : 1° la peau ; 2° la couche adipeuse ; 3° le fascia tranversalis ; 4° le dartos ; 5° des vaisseaux sanguins ; 6° des lymphatiques ; 7° des nerfs.

§ 1er. Peau.

La peau de cette région est mince et délicate, elle adhère lâchement aux parties sous-jacentes ; en dehors elle n'est pas pourvue de poils, mais seulement de duvet, comme dans les autres parties du corps ; mais en dedans elle est garnie de poils, surtout près de l'épine du pubis.

La peau de cette région est pourvue de glandes sébacées ; ces glandes sont formées d'un tube excréteur dans lequel se jettent huit à quinze petits culs-de-sac ; elles ne sont visibles qu'à un grossissement de 20 à 40 diamètres. On sait, en effet, que la peau ne présente aucun organe sécréteur formé d'un cul-de-sac simple, non ramifié ou enroulé, si ce n'est les follicules pileux. Les organes ainsi constitués, qu'on y décrit encore, n'ont jamais pu être retrouvés par les anatomistes modernes.

Il n'y a chez l'homme de follicules, ou glandes en cul-de-sac simple, que dans l'intestin, à partir de l'estomac jusqu'au rectum.

Ces glandes sébacées sont susceptibles de s'hypertrophier dans la région de l'aine, comme dans toute autre partie du corps ; elles atteignent alors souvent le volume d'un pois ; le frottement les irrite, les enflamme quelquefois, et M. Huguier, qui a décrit le premier cette affection, a vu des cas où ces tumeurs ont été prises pour des excroissances syphilitiques, etc. La dissection de ces tumeurs, faite à l'aide du microscope, a fait reconnaître facilement à M. Huguier et à moi la véritable nature de cette maladie.

§ II. Tissu adipeux sous-cutané.

Une couche de tissu adipeux est étendue de la cuisse à l'abdomen au-dessous de la peau; son épaisseur varie suivant les sujets. Il est formé de lobules graisseux, de grosseur variable, séparés par des cloisons irrégulières de tissu cellulaire qui se détachent de la face profonde du derme.

Chez les sujets gras, cette couche adipeuse forme une saillie transversale au niveau du pubis. Cette saillie soulève la peau, de sorte qu'on aperçoit deux dépressions dans cette région : l'inférieure est le pli de l'aine; la supérieure se continue avec celle du côté opposé en passant au-dessus du pubis.

§ III. Fascia superficialis.

Il a été mieux décrit par M. Bonamy que par les anatomistes antérieurs. Il est formé de deux couches, l'une superficielle, l'autre profonde.

a. La *couche superficielle* se continue de la cuisse à l'abdomen, en passant au devant du pli de l'aine. Elle est formée par les lamelles les plus profondes des cloisons cellulaires de la couche adipeuse, qui s'étalent en une membrane continue. C'est dans son épaisseur que rampent l'artère et la veine sous-cutanée abdominales, les vaisseaux honteux superficiels internes et externes à la partie supérieure de la cuisse. Sur certains sujets elle est difficile à séparer de cette dernière et se confond avec elle. Elle s'étend seule au-dessous de la peau de la verge et des bourses; mais la couche adipeuse ne se prolonge pas avec elle autour des corps caverneux et du dartos; quelquefois on peut la démontrer à l'abdomen sans pouvoir la suivre jusqu'à la cuisse, plus loin que l'arcade crurale.

b. La *couche profonde*, ou *fascia superficialis* proprement dit, doit être étudiée séparément à l'abdomen et à la cuisse. Elle est ordinairement peu distincte chez les sujets jeunes ou gras; mais elle prend un aspect fibreux chez les sujets maigres et vigoureux et chez les vieillards. Au scrotum, elle est représentée par le dartos; nous reviendrons plus loin sur ce point.

1° *Dans la portion abdominale de l'aine*, ses fibres sont obliquement dirigées de haut en bas, de dehors en dedans; elles s'entre-croisent avec les fibres du dartos, et vont se continuer avec les fibres de la couche superficielle qui recouvrent le dartos et la verge. Cette portion de la couche profonde du fascia superficialis s'insère en dedans sur l'épine du pubis et contre la face inférieure du ligament de Gimbernat avec lequel elle se confond. En dehors, dans tout le reste de son étendue jusqu'à l'épine iliaque antéro-supérieure, elle s'insère sur le fascia lata et se confond avec lui un peu au-dessous du ligament de Fallope.

2° *Dans la portion crurale de l'aine*, le feuillet profond du fascia superficialis forme une lame cellulo-fibreuse ordinairement moins résistante que le feuillet superficiel correspondant à l'abdomen. Cette lame s'insère en dehors à la crête iliaque et à la moitié externe du ligament de Fallope; en dedans, à l'épine et à la branche descendante du pubis. Au niveau du canal crural, elle présente quelques particularités: ainsi, elle est criblée de trous pour le passage des vaisseaux lymphatiques et des vaisseaux sanguins sous-cutanés, qui rampent dans la couche superficielle du fascia superficialis. En outre, elle se prolonge au-dessus de l'arcade crurale, et va s'insérer sur la couche profonde de la portion abdominale du fascia superficialis. Cette couche forme à ce niveau la paroi antérieure d'une sorte de gaîne, dont la paroi postérieure est formée par la couche profonde qui descend au-dessous du ligament de Fallope; cette gaîne est remplie par les ganglions lymphatiques superficiels. Nous avons vérifié ces faits décrits pour la première fois sous ce point de vue par M. Bonamy.

§ IV. Dartos.

Le *dartos* est formé presque uniquement par les fibres du tissu cellulaire, appelées *fibres de noyau* par Henle, semblables à celles qu'on rencontre en petit nombre dans le tissu cellulaire sous-cutané.

Les anatomistes qui s'aident de l'emploi du microscope ont démontré que ces fibres particulières, flexueuses, larges, contournées (fibres de noyau) prédominent dans les organes doués d'une certaine contractilité, comme la peau, le mamelon, l'enveloppe des corps caverneux, etc... Pour eux, ce sont des organes formés de *tissu cellulaire contractile*. Ils rangent le dartos dans la même classe.

Le dartos, avons-nous dit plus haut, correspond, dans les enveloppes du scrotum, au *fascia superficialis* de l'abdomen; cependant il n'est pas une continuation du tissu qui compose ce feuillet. J'ai pu vérifier, sur un sujet vigoureux, les faits suivants, décrits ou indiqués par Winslow, MM. Thomson, Malgaigne, Bonamy, etc. :

Il s'insère par de petits faisceaux dont l'aspect ressemble un peu à celui des tendons, au dehors du ligament de Fallope, au ligament de Gimbernat, aux piliers de l'anneau et à la portion voisine de l'aponévrose abdominale. Les fibres les plus internes concourent à former le ligament suspenseur de la verge. En bas, il s'attache à toute l'étendue de la branche ischio-pubienne, et du côté du périnée, il semble se confondre avec le fascia sous-cutané profond de cette région.

§ V. Vaisseaux sanguins.

Ces vaisseaux s'aperçoivent dès que la peau est enlevée, lorsque la couche adipeuse n'est pas trop épaisse. La plupart, et les plus volumineux de ces vaisseaux sous-cutanés, rampent dans l'épaisseur de la couche superficielle du *fascia superficialis*. Il n'est pas rare cependant de trouver une ou deux branches artérielles et veineuses, qui, dans la portion crurale de l'aine, se portent en dehors dans l'épaisseur de la couche profonde ou entre elle et le fascia lata.

Les artères et les veines suivent le même trajet, ces dernières toujours plus grosses et quelquefois doubles.

Les artères sont : 1° l'*artère tégumenteuse* de l'abdomen, qui naît ordinairement de la crurale, traverse le *fascia cribriformis*, se porte à peu près verticalement en haut, passe au devant de l'arcade crurale qu'elle croise, et se subdivise dans les couches sous-cutanées du ventre. Elle est quelquefois double; alors cette dernière est plus petite que l'autre, et suit un trajet analogue, soit en dehors, soit en dedans de la branche principale. Ce sont les branches de cette artère qu'on est quelquefois obligé de lier avant d'inciser le sac des hernies inguinales. Quant au tronc principal, il passe ordinairement trop en dehors du canal inguinal pour être blessé par l'opérateur.

2° Un ou deux rameaux, dont l'existence n'est pas constante, naissent de l'artère crurale, soit isolément, soit d'un tronc commun avec la tégumenteuse, et se portent en dehors du côté de l'épine iliaque antéro-inférieure, en suivant le pli de l'aine.

3° On peut en dire autant pour des rameaux en nombre variable, quelquefois assez volumineux, qui sortent comme les précédents, en traversant le fascia cribriformis, se portent en bas, et peuvent être coupés pendant l'incision des enveloppes de la hernie crurale, ou pendant la ligature de l'artère fémorale.

4° En dedans, on trouve souvent une ou deux branches nées de la circonflexe interne, qui deviennent superficielles, pour se distribuer dans les enveloppes du testicule.

Quant aux veines, elles se jettent toutes soit dans la saphène près de son abouchement avec la crurale, soit dans la crurale elle-même. Toutes traversent les trous du *fascia cribriformis* pour arriver à ces troncs veineux.

Les veines qui accompagnent les rameaux artériels destinés au scrotum se jettent quelquefois dans la saphène interne avant sa réunion à l'artère crurale.

J'ai vu deux fois la veine dorsale sous-cutanée de la verge se porter en dehors du côté gauche, recevoir une veine tégumenteuse abdominale, passer au-dessus du cordon, et se jeter dans la veine crurale en traversant un des trous du fascia cribriformis. Dans les deux cas, une très-petite branche se détachait du tronc et se dirigeait à droite, et se terminait de la même manière.

§ VI. Vaisseaux et ganglions lymphatiques.

Le nombre des ganglions est ordinairement en raison inverse de leur volume. On en compte toujours au moins quatre, et quelquefois douze à seize.

Quelquefois plusieurs sont réunis de manière à former une masse bosselée du volume d'une amande. Il est rare qu'à l'état sain un seul ganglion dépasse le volume d'une noisette.

Il n'y en a pas au devant de la paroi abdominale. C'est au-dessous du ligament de Poupart, dans le pli de l'aine, surtout autour de l'embouchure de la veine saphène dans la crurale qu'ils se rencontrent. On n'en trouve que rarement au-dessous du tiers supérieur de la cuisse. Ils sont logés dans l'espèce de gaîne que leur forment les feuillets crural et abdominal profonds du fascia superficialis, en s'insérant le premier sur le second.

Les vaisseaux lymphatiques qui arrivent à ces ganglions sont: 1° tous les vaisseaux superficiels du membre inférieur qui se réunissent en un ou deux faisceaux volumineux autour de la veine saphène interne, dans l'épaisseur du fascia superficialis; 2° au moins trois ou quatre trones qui viennent des régions fessières et lombaires, et contournent le bord externe de la cuisse, au niveau du muscle tenseur du fascia lata; 3° un nombre à peu près égal de vaisseaux qui descendent au voisinage de l'artère tégumenteuse abdominale, passent au devant de l'arcade fémorale et de la paroi antérieure du canal crural, pour se jeter dans les ganglions précédents: ils viennent de la portion sous-ombilicale des parois de l'abdomen; 4° au moins deux ou trois troncs qui passent au-dessous de l'épine du pubis, et viennent du scrotum et de la verge, et deux ou trois qui, venant du périnée, contournent la partie interne de la racine de la cuisse, et se jettent ordinairement dans les troncs précédents, quelquefois vont directement aux ganglions.

Il serait impossible d'indiquer toutes les variétés individuell s dinflexion, d'anastomoses, de réunion, que présentent les vaisseaux lymphatiques qui arrivent à ces ganglions. Ils reçoivent aussi les vaisseaux lymphatiques profonds de la cuisse.

§ VII. Nerfs.

Dans le pli de l'aine se distribuent plusieurs filets veineux du rameau pubien de la branche grande abdominale (ou grande ilio-scrotale) du plexus lombaire; en dehors, l'inguinale externe (inguino-cutanée) sort au-dessous de l'épine iliaque antéro-inférieure, derrière l'arcade crurale, se divise, et ses deux branches (fessière et crurale) donnent quelques filets à la peau de cette région.

Dans la portion abdominale de l'aine, on peut suivre quelques filets venant des dernières paires dorsales, qui traversent l'aponévrose du muscle grand oblique pour se distribuer dans la peau.

CHAPITRE III.

ORGANES PROFONDS DE LA RÉGION INGUINO-CRURALE.

Généralités. — Le fascia superficialis enlevé, on voit que toute la région est tapissée par une aponévrose plus profonde et plus résistante. Elle est constituée en haut par l'aponévrose du grand oblique, en bas par celle du fascia lata; entre les deux, au fond du pli de l'aine, se voit l'arcade crurale qui les unit.

Ce plan fibreux abrite et protége les parties profondes de cette région. Il est interrompu en trois endroits pour donner passage à des organes qui de profonds deviennent superficiels, ou réciproquement.

1° Une ouverture est placée au-dessus de l'épine du pubis et de l'arcade crurale. Elle est constituée par un écartement des fibres du grand oblique, c'est l'anneau inguinal.

2° Une autre est placée un peu au-dessous du pli de l'aine, c'est l'ouverture destinée au passage de la veine saphène interne qui gagne la veine crurale (c'est l'orifice inférieur du *canal crural*).

3° Entre cette dernière ouverture et l'arcade fémorale, au niveau des vaisseaux fémoraux, la portion du fascia lata qui forme la paroi antérieure de leur gaîne ou *canal crural,* est criblée de petits trous donnant passage aux artérioles et veinules tégumenteuses dont il a déjà été fait mention, et surtout à un grand nombre de lymphatiques se détachant des ganglions superficiels et devenant profonds.

Nous reviendrons plus loin sur la description de ces différentes parties; mais, pour plus de clarté, il est nécessaire de décrire séparément la portion abdominale et la portion crurale de la région de l'aine, car les organes profonds qui la constituent cessent de part et d'autre sur la limite qui divise cette région en deux parties.

ART. I. — ORGANES PROFONDS DE LA PARTIE ABDOMINALE DE L'AINE.

Énumération. — Nous avons déjà vu que les organes superficiels de cette région sont, d'avant en arrière:

1° La peau;
2° La couche adipeuse;
3° La couche superficielle du *fascia transversalis;*
4° La couche profonde du même feuillet fibreux;
5° L'artère et la veine tégumentaires de l'abdomen;
6° Quelques lymphatiques;

7° Quelques rameaux nerveux des paires dorsales inférieures.

Plus profondément, on y rencontre les plans suivants :

8° L'aponévrose du muscle grand oblique ;

9° Le bord inférieur du petit oblique ;

10° Le bord inférieur du transverse de l'abdomen ;

11° Le *fascia transversalis ;*

12° Les vaisseaux épigastriques ;

13° Le péritoine.

Ces parties profondes sont creusées obliquement par le *canal inguinal,* qui donne passage

1° Au conduit spermatique ;

2° Aux artères testiculaire, déférentielle et crémastérique ;

3° Aux veines correspondantes ;

4° Aux lymphatiques du testicule ;

5° A la tunique fibreuse commune aux parties précédentes, qui est une dépendance du *fascia transversalis ;*

6° A la branche scrotale du nerf inguinal interne (*génito-crurale*) ;

7° A l'origine du crémaster ;

8° Au rameau scrotal de la grande branche abdominale du plexus lombaire (grande ilio-scrotale) ;

9° Au rameau terminal de la petite abdominale du plexus lombaire.

Ces trois derniers organes ne traversent que l'anneau externe du *canal inguinal.*

§ Ier. APONÉVROSE DU MUSCLE GRAND OBLIQUE.

Elle est formée par des faisceaux fibreux qui continuent la direction du muscle, c'est-à-dire se portent obliquement de dehors en dedans.

Cette aponévrose présente une *face antérieure* en rapport avec le *fascia superficialis,* et une *face postérieure* en rapport avec le petit oblique en dehors ; et en dedans avec la gaîne du muscle grand droit, qu'elle concourt à former en se confondant avec les fibres qui lui sont propres. *En haut et en dehors,* cette aponévrose se continue avec les fibres du muscle grand oblique. *En dedans,* ses fibres s'entre-croisent avec celles du côté opposé pour former la ligne blanche. C'est à ce niveau qu'elles adhèrent à la gaîne des muscles grands droits.

Son bord inférieur peut, pour faciliter la description de cette région, être divisé en deux parties.

A. L'une forme la presque totalité de ce bord, elle mesure l'intervalle qui sépare l'épine iliaque antéro-supérieure de l'épine du pubis, c'est l'arcade fémorale ou ligament de Poupart, de Fallope, etc.

B. L'autre portion, étendue de l'épine pubienne à la symphyse du pubis, présente à étudier l'*orifice cutané du canal inguinal* avec ses deux piliers.

A. *Première portion du bord inférieur de l'aponévrose du grand oblique, ou arcade fémorale.*

Description générale. — Lorsque l'aponévrose du grand oblique est arrivée au niveau d'une ligne étendue de l'épine iliaque antéro-supérieure à l'épine du pubis, elle cesse brusquement, s'épaissit et forme une arcade tendue à la manière d'une corde, qui répond au fond du pli de l'aine et établit une limite entre l'abdomen et le membre abdominal.

Cette arcade forme le bord antérieur d'un vaste espace triangulaire que complètent l'os ilium en dehors, la branche horizontale du pubis en arrière. Cet espace triangulaire établit une communication entre le membre inférieur et l'abdomen; il est rempli de dehors en dedans par le muscle psoas iliaque, le nerf et l'artère crurales, et par le muscle pectiné. L'arcade crurale adhère fortement aux gaînes de ces muscles, surtout du premier, et passe au devant des vaisseaux sans leur adhérer.

L'arcade fémorale est dirigée un peu obliquement de dehors en dedans et de haut en bas. Son tiers externe étant plus oblique que le tiers interne, il en résulte que l'arcade décrit une légère courbe à concavité supérieure.

La courbure et la tension de l'arcade fémorale sont dues à son adhérence intime avec le fascia lata au niveau du psoas.

a. *Adhérences de l'arcade fémorale.*— L'arcade crurale présente dans son trajet diverses adhérences qu'il faut étudier.

1° En dehors des vaisseaux fémoraux,

2° Au niveau de ces vaisseaux,

3° Et en dedans.

1° *En dehors des vaisseaux, au niveau du psoas iliaque,* l'arcade crurale est épaissie, forme une bandelette fibreuse solide et résistante. Elle adhère intimement à l'aponévrose qui recouvre le psoas, et la partage en deux portions et établit une limite entre la cuisse et l'abdomen. La portion de cette aponévrose qui est au-dessus de l'arcade crurale porte le nom de *fascia iliaca;* la portion qui est au-dessous prend le nom de *fascia lata,* ou aponévrose d'enveloppe de la cuisse.

Il résulte de cette adhérence que l'aponévrose du grand oblique forme avec le fascia iliaca un angle plan aigu à sinus tourné en haut et en arrière du côté du ventre. Cet angle est arrondi par de courtes fibres étendues du fascia iliaca à l'arcade crurale, et qui unissent fortement ensemble ces organes. Cet angle arrondi a fait croire à quelques auteurs que l'arcade de Fallope se réfléchissait en haut et en arrière pour se continuer avec le *fascia transversalis* et former une gouttière à concavité supérieure.

2° *Au niveau des vaisseaux fémoraux,* le ligament de Poupart abandonne le fascia iliaca (lequel se porte vers l'éminence iléo-pectinée) et continue son trajet directement vers l'épine du pubis, en formant une sorte de pont au devant des vaisseaux.

Mais en même temps les fibres de l'arcade qui étaient ramassées en une bandelette serrée commencent à s'épanouir, de sorte qu'en dedans des vaisseaux on peut lui considérer une portion directe qui continue le trajet primitif, et une portion réfléchie et élargie qui se porte en arrière et en haut vers la crête pectinéale.

3° *Au dedans des vaisseaux fémoraux*, la portion directe et la portion réfléchie de l'arcade de Fallope sont parfaitement distinctes ; elles constituent ensemble une gouttière à concavité supérieure qui concourt à la formation du canal inguinal. Ces deux portions demandent à être décrites séparément.

1. *Portion directe.* — Elle continue le trajet de la portion précédente de l'arcade, et va se fixer à l'épine du pubis. Elle reçoit près de son insertion les fibres de l'aponévrose, qui forment le pilier externe de l'anneau inguinal et concourt elle-même à former ce pilier. Une partie des fibres franchit l'épine du pubis sans y prendre d'insertion, et va se perdre au devant de la symphyse du pubis en suivant le trajet oblique de l'arcade et s'entre-croisant avec des fibres du côté opposé.

2. *Portion réfléchie.* — Elle est d'abord étroite et comme plissée en dehors à son origine, elle s'élargit en se portant en dedans et en arrière sous forme d'une membrane triangulaire. Les fibres de cette partie de l'arcade crurale en s'épanouissant changent un peu de direction; elles se portent en arrière et contournent le dessous de la portion directe. C'est ce qui détermine en ce point la forme arrondie du bord inférieur de l'arcade, et donne l'apparence de gouttière ou rigole à sa partie supérieure. (Scarpa.)

Les fibres ainsi réfléchies autour de la portion directe vont en divergeant s'insérer à l'épine du pubis, sur un plan postérieur à l'insertion de la portion directe et sur la gaîne du muscle pectiné, à 2 ou 3 millimètres au devant de la crête pectinéale, mais non sur cette crête même.

Ligament de Gimbernat.

On décrit sous ce nom la portion réfléchie de la partie de l'arcade crurale placée en dedans des vaisseaux fémoraux que nous venons de décrire.

Sa forme est triangulaire; sa *face inférieure* est inclinée en bas et un peu en arrière, et regarde la gaîne du pectiné; elle est tapissée par une portion de la couche profonde du fascia superficialis qui s'y insère.

Sa *face supérieure* est dirigée en sens inverse; elle est doublée successivement: 1° par un prolongement du *ligament de Colés;* 2° par une aponévrose étroite qui dépend du petit oblique; 3° par une aponévrose analogue qui dépend du transverse et se confond avec la partie inférieure du *fascia transversalis* correspondant; 4° enfin quelquefois par les fibres externes du muscle droit qui se prolongent jusqu'à la crête pectinéale.

Son *sommet* s'attache à l'épine du pubis.

Le *bord antérieur* ou supérieur répond à l'arcade crurale et se continue avec elle, comme nous l'avons indiqué.

Son *bord postérieur* ou *inférieur* s'insère non à la *crête pectinéale*, mais à 3 ou 5 millimètres au-devant, sur la gaîne du pectiné.

Son *bord externe* forme la base du triangle aponévrotique représenté par ce ligament; il forme la partie interne du pourtour de l'*anneau crural*. Quelques faisceaux fibreux s'en détachent et forment un feuillet aponévrotique mince qui concourt à former la *paroi antérieure* du canal crural ou *fascia cribriformis*. Ce bord est concave, il regarde la veine crurale, mais ne la touche cependant jamais.

C'est contre ce bord concave du ligament de Gimbernat que, suivant quelques auteurs, s'étrangle la hernie crurale; mais nous verrons plus loin qu'il n'en est rien, et que c'est dans un des orifices élargis du *fascia cribriformis* qu'a lieu l'étranglement.

b. *Structure de l'arcade fémorale.* — Elle est constituée:

1° Par des fibres de l'aponévrose du grand oblique qui, arrivées contre le fascia iliaca, deviennent plus obliques en dedans et en arrière, se contournent sur elles-mêmes et se *tassent* en quelque sorte comme pour constituer une corde tendue et résistante, dont une partie s'épanouit en dedans des vaisseaux fémoraux pour constituer le ligament de Gimbernat. (Nous avons vu qu'en outre ce ligament est renforcé en avant par les insertions du *fascia superficialis* de l'abdomen, et nous verrons qu'en arrière il l'est par celle du *ligament de Coles*, de l'aponévrose du petit oblique, du transverse, du *fascia transversalis* et même du grand droit.)

2° Il faut ranger parmi les fibres qui entrent dans la strcture de l'arcade crurale ces faisceaux courts mais épais qui unissent fortement la portion externe du *ligament de Poupart* au *fascia iliaca* et arrondissent en arrière l'angle aigu que forment ces deux organes.

3° Enfin des *fibres propres* naissent directement de l'épine iliaque, s'épanouissent pour la plupart transversalement et dans l'aponévrose du grand oblique, en décrivant un cercle à concavité supérieure; mais quelques-unes suivent le pli de l'aine, concourent à l'épaississement de l'arcade crurale.

B. *Deuxième portion du bord inférieur de l'aponévrose du grand oblique, ou arcade fémorale.*

Au niveau de l'épine du pubis, entre elle et la symphyse du pubis, l'aponévrose du grand oblique, avant de s'insérer aux parties osseuses précédentes par son bord inférieur, se partage en deux bandelettes ou faisceaux, légèrement divergentes, qui interceptent une ouverture triangulaire destinée à donner passage au *cordon* chez l'homme et au ligament rond chez la femme. C'est ce qu'on appelle l'*anneau inguinal externe*, ou *inférieur*, ou *cutané*. Les deux faisceaux qui le circonscrivent sont les piliers de l'anneau.

a. *Anneau inguinal externe ou orifice cutané du canal inguinal.* — Cet orifice, intercepté entre deux faisceaux de l'aponévrose du grand oblique, est irrégulièrement ovalaire ou triangulaire.

Son *grand diamètre* est oblique de haut en bas et de dehors en dedans; comme les fibres du grand oblique, il a environ de 25 à 30 millimètres de longueur, et environ 12 à 15 millimètres de large.

Sa *base* ou extrémité interne répond au bord supérieur du pubis en dedans de son épine; à ce niveau, l'orifice externe du canal inguinal est rétréci en dedans 1° par les fibres les plus externes du tendon d'insertion au pubis du muscle grand droit correspondant ou les fibres du pyramidal quand il existe; 2° par des fibres obliques émanées du pilier interne du côté opposé, et formant une lame aponévrotique mince, mais résistante, qui passe au devant de la partie inférieure du grand droit, du côté opposé, ou du pyramidal, pour aller se jeter immédiatement derrière le ligament de Gimbernat, auquel il adhère fortement. Ces fibres aponévrotiques, connues sous le nom de *ligament de Colles*, et sur lesquelles nous reviendrons, empêchent à la hernie inguinale de reposer directement sur le bord supérieur du pubis.

Le *sommet* ou *extrémité supérieure externe* de l'anneau inguinal, n'est pas toujours bien nettement limité; il est constitué par l'angle d'écartement des piliers de l'anneau.

1° *Fibres arciformes.* Cet angle est arrondi et rendu mousse par des *fibres aponévrotiques arciformes* souvent très-puissantes, mais manquant quelquefois. Dans le premier cas, on peut constater que ces fibres partent de la ligne blanche, qu'elles dépendent de l'aponévrose du grand oblique du côté opposé, qui se sont entre-croisées avec celles du côté correspondant, et viennent renforcer l'angle de séparation des deux piliers, les brident et croisent presque à angle droit leur direction.

Ces *fibres arciformes*, fibres de renforcement, ont une courbe à concavité inférieure et interne; arrivées à l'arcade crurale, elles la contournent en s'appliquant contre le pilier externe de l'anneau pour se confondre avec les fibres du ligament de Poupart qui vont former le ligament de Gimbernat.

Lorsque ces fibres sont trop éloignées de l'anneau inguinal, ou trop faibles, ou manquent tout à fait (ce qui est rare), l'extrémité supérieure de cet orifice présente peu de résistance, ou est très-large, ce qui facilite la production des hernies. Lorsqu'au contraire elles sont fortement développées, on conçoit que tendues par la contraction du grand oblique du côté opposé (aux fibres aponévrotiques duquel elles semblent quelquefois faire suite), elles puissent se rapprocher du ligament de Colles, rétrécir l'anneau et étrangler les viscères contre ce ligament.

2° *Fibres du fascia intercolumnaris.* Le sommet de l'anneau est encore renforcé et l'écartement des piliers prévenu par d'autres fibres aponévrotiques. Elles sont parallèles aux fibres nées de l'épine iliaque antéro-supérieure de l'os des iles qui s'épanouissent sur l'aponévrose du grand oblique; mais elles naissent de l'arcade crurale même, sur les parties adhérentes au fascia iliaca, contournent l'arcade en sens inverse des fibres de l'aponévrose elle-même, qu'elles croisent à angle droit; elles forment avec les précédentes le *fascia intercolumnaris* des Anglais. Les *fibres arciformes* et ces dernières peuvent être aperçues même par la face postérieure de l'aponévrose, quand on a enlevé les autres parties constituantes des parois abdominales.

b. *Tunique externe fibreuse du cordon.* — Du pourtour de l'anneau inguinal part une gaîne fibreuse mince, mais résistante, qui accompagne le ligament rond chez la femme, le cordon et le testicule chez l'homme, et sépare les organes qui le constituent de l'origine des enveloppes scrotales, qu'il est facile d'en séparer. Ce prolongement ou tunique fibreuse externe du cordon s'hypertrophie considérablement dans les cas de hernies inguinales volumineuses qui accompagnent le cordon. Il forme alors une gaîne résistante.

Dans un cas de hernie ancienne du volume d'un œuf, sur un sujet très-âgé et vigoureux qui me servait pour les manœuvres opératoires, j'ai trouvé cette gaîne très-épaisse et formée de faisceaux entre-croisés, se continuant avec quelques-uns de ceux des piliers, et quelques faisceaux de fibres arciformes embrassaient sa partie supérieure.

c. *Pilier interne de l'anneau inguinal.* — Arrivé à l'arcade crurale, il se replie au-dessous du cordon, s'arrondit et se creuse une gouttière à son point d'insertion sur l'épine du pubis. Ce pilier ne s'insère pas en entier à l'épine du pubis, mais une partie va s'insérer plus bas, à la crête sous-pubienne (Velpeau). Ces fibres s'accolent à celles de la portion directe de l'arcade crurale dont il a été fait mention plus haut.

Les fibres les plus externes ou inférieures de ce pilier contournent la portion directe de l'arcade crurale, l'arrondissent et vont concourir à la formation du ligament de Gimbernat ou portion réfléchie de l'arcade.

d. *Pilier interne de l'anneau.* — Le pilier interne est plus large que l'externe. Les fibres externes vont s'entre-croiser en sautoir au-devant de la symphyse avec le pilier interne du côté opposé, et quelques-unes de ses fibres se continuent avec le ligament suspenseur de la verge.

Les fibres les plus internes de ce pilier s'entre-croisent aussi avec celles du côté opposé, de manière que les fibres de droite passent à gauche et réciproquement, au devant de l'extrémité inférieure des muscles grand droit et pyramidal, et vont se jeter derrière le ligament de Gimbernat, qu'elles concourent à former. Elles forment ainsi, de chaque côté de la ligne médiane, une plaque triangulaire appelée ligament de Coles.

Ligament de Coles.

Ce ligament est une plaque fibreuse triangulaire, dépendante du pilier interne du côté opposé.

Son *bord interne* répond à l'extrémité inférieure de la ligne blanche.

Le *bord externe* se voit à l'angle inférieur ou interne de l'anneau inguinal, dont il diminue l'étendue, et empêche au cordon ou aux hernies de reposer sur le bord supérieur du pubis.

Son *bord inférieur,* ou bord d'insertion, se fixe successivement à la face postérieure de l'épine du pubis, à cette apophyse elle-même, et surtout se jette sur la face postérieure du ligament de Gimbernat, avec lequel il va s'insérer sur la gaîne du pectiné, mais peut en être assez facilement décollé.

C. *Structure de l'aponévrose du grand oblique.*

a. *Fibres propres.* — Cette aponévrose est formée de faisceaux aponévrotiques brillants, obliquement dirigés de haut en bas et de dehors en dedans, comme les faisceaux charnus auxquels il font suite.

Elle est traversée, dans le voisinage des muscles droits, de quelques ouvertures donnant passage à quelques capillaires et filets nerveux des dernières paires abdominales destinés à la peau.

Il n'est pas rare de rencontrer des sujets chez lesquels les faisceaux qui constituent l'aponévrose sont écartés et laissent entre eux des espaces libres, allongés ou triangulaires, plus ou moins larges, qui permettent de voir à découvert les fibres musculaires du petit oblique. Ces espaces libres sont plus nombreux, inférieurement surtout, dans le voisinage de l'anneau inguinal que dans toute autre partie de l'aponévrose.

On a vu des hernies se faire par ces espèces d'éraillures qui partagent quelquefois les piliers de l'anneau eux-mêmes. Ces hernies ont lieu, soit au travers de toute l'épaisseur des parois, en dedans ou en dehors de l'anneau *inguinal interne*, ou en dehors du *pilier externe* de l'anneau externe, après avoir déjà suivi un trajet plus ou moins étendu dans le canal inguinal.

L'anneau inguinal peut lui-même être, en quelque sorte, considéré comme un de ses écartements, plus large que les autres, et dont l'existence est constante à cause des organes qui le traversent.

Les faisceaux de l'aponévrose du grand oblique sont d'ailleurs coupés à angle droit et comme bridés par des fibres transversales plus ou moins nombreuses et plus ou moins fortes, suivant les sujets.

b. *Fibres arciformes.* — Les unes sont les fibres arciformes à concavité inférieure décrites plus haut, destinées à brider l'angle supérieur de l'anneau inguinal.

c. *Fascia intercolumnaris.* — Les anatomistes anglais ont donné ce nom à d'autres fibres qui partent de l'épine iliaque antéro-supérieure et de l'arcade crurale, dans le voisinage de l'apophyse précédente, et se portent en dedans et en haut, en décrivant une légère courbe à concavité supérieure. Elles se présentent sous forme de petits faisceaux aplatis, étroits, réunis quelquefois les uns aux autres par une mince couche de tissu cellulaire, ce qui les a fait considérer comme constituant un *fascia* ou membrane particulière.

Ils préviennent l'écartement des faisceaux de l'aponévrose du grand oblique, et s'étendent souvent jusqu'au niveau du muscle grand droit en passant au-dessus de l'angle supérieur de l'anneau inguinal externe, comme il a été dit plus haut. Leur force et leur nombre varient beaucoup, suivant l'âge et les individus.

§ II. Ventrier.

Après avoir enlevé le feuillet profond du *fascia superficialis*, le pilier interne de l'anneau est encore masqué par un faisceau fibreux, aplati, formé de fibres habituellement d'un jaune rougeâtre, que Thomson a nommé *ventrier.*

Ce faisceau s'insère sur le pilier interne, descend entre le cordon et le ligament suspenseur de la verge, puis derrière le dartos et le cordon pour s'insérer sur le *fascia lata,* à la partie interne et supérieure de la cuisse, un peu plus bas que la branche ascendante du pubis.

Ce faisceau, que Thomson et M. Velpeau regardent comme un rudiment de muscle et auquel ils accordent la contractilité, ne renferme pas de fibres musculaires, mais beaucoup de fibres de tissu cellulaire, dites *fibres de noyau*, semblables à celles du dartos; et du tissu cellulaire ordinaire.

Quelquefois il est très-développé, mais dans d'autres cas il est à peine distinct du fascia superficialis et du tissu cellulaire de la région pubienne. Il faut l'enlever avec soin pour pouvoir bien étudier le pilier interne de l'anneau.

§ III. Du petit oblique dans la région de l'aine.

Les faisceaux peu nombreux du petit oblique qui se trouvent dans cette région naissent des points suivants :

1° Quelques-unes naissent de l'épine iliaque antéro-supérieure et vont directement s'insérer au bord interne du muscle grand droit de l'abdomen ;

2° D'autres naissent du *fascia iliaca* lui-même, immédiatement derrière la moitié externe de l'arcade crurale, et se portent obliquement vers le pubis en passant au-dessus du cordon.

Après avoir passé au dessus du cordon, ces fibres se terminent par une petite aponévrose, qui va se fixer au bord supérieur et postérieur du pubis et à la gaîne du pectiné, en adhérant fortement à la face postérieure du *ligament de Gimbernat*, déjà tapissé par le *ligament de Coles*.

Crémaster.

Quelques faisceaux musculaires inférieurs du petit oblique, mais plus pâles qu'eux, sortent par l'anneau inguinal externe et vont former le faisceau externe de l'origine du crémaster.

Le faisceau interne naît de l'épine du pubis, se porte en bas et en dehors. L'un et l'autre deviennent verticaux, et s'épanouissent pour former le crémaster ou gaîne musculaire du cordon qu'on suit jusqu'au testicule.

Du reste, il y a dans la disposition du crémaster et du petit oblique des variétés nombreuses peu importantes, suivant l'âge et la force des individus.

§ IV. Muscle transverse de l'abdomen dans la région inguinale.

Ses fibres sont presque parallèles à celles du petit oblique ; elles ont les mêmes insertions ; mais seulement celles qui proviennent du fascia iliaca sont moins nombreuses et ne se détachent que du tiers externe de ce fascia derrière celles du petit oblique. Elles passent de même au-dessus du cordon qu'elles croisent, et se terminent aussitôt après par une aponévrose large de 25 à 30 millimètres qui va s'insérer au bord externe de la gaîne du muscle grand droit. Cette aponévrose se confond en bas avec le *fascia transversalis*, en formant avec lui une expansion semi-lunaire qui descend derrière le ligament de Gimbernat, le double et concourt avec les aponévroses précédemment nommées à le renforcer.

L'aponévrose du transverse et le *fascia transversalis* commencent à se réunir au niveau même de l'anneau inguinal externe; ils forment à ce niveau la paroi postérieure du canal inguinal, et ce sont les seules aponévroses qui ferment directement en arrière l'anneau inguinal externe, complètent la paroi abdominale à ce niveau et empêchent les hernies directes. (J. Cloquet, Velpeau, Cooper.) Aucune des fibres de ce muscle ne concourent à la formation du crémaster.

§ V. Fascia transversalis.

Le fascia transversalis est une lame fibro-celluleuse qui peut être démontrée partout entre le péritoine et le muscle transverse de l'abdomen, mais qui présente une plus grande épaisseur et résistance dans la région de l'aine que partout ailleurs. Il varie souvent de force et d'épaisseur, suivant l'âge et les individus; en haut et en dehors, il se perd insensiblement dans le tissu cellulaire sous-péritonéal.

A. *Bord interne du fascia transversalis.*

Le bord interne du fascia transversalis s'insère au bord externe de la gaîne du muscle grand droit correspondant, avec l'aponévrose d'insertion du transverse. Quelquefois il ne s'insère pas à ce bord, mais se continue derrière la gaîne du muscle droit, lui adhère sans se confondre avec elle, et va s'unir avec celui du côté opposé sur la ligne médiane, derrière la ligne blanche.

Nous avons déjà dit qu'à sa partie inférieure il se confond avec l'aponévrose d'insertion du transverse, depuis le niveau de l'anneau inguinal externe jusqu'au bord externe de la gaîne du muscle grand droit.

B. *Bord inférieur.*

Ce bord est très-compliqué. Il faut l'étudier comme le bord inférieur de l'aponévrose du grand oblique successivement : 1° en dehors des vaisseaux fémoraux ; 2° à leur niveau ; 3° en dedans de ces vaisseaux.

a. *En dehors des vaisseaux fémoraux.*— Il s'insère d'abord sur la lèvre interne de la crête iliaque ; puis sur le *fascia iliaca* lui-même, depuis l'épine iliaque antéro-supérieure jusqu'au voisinage des vaisseaux. L'insertion a lieu à 10 ou 15 millimètres en arrière de l'arcade crurale, et c'est dans cet intervalle que s'insèrent les fibres inférieures du transverse du petit oblique et le faisceau externe du crémaster. Ce bord d'insertion s'épaissit en adhérant au fascia iliaca.

En s'insérant sur le fascia iliaca, le fascia transversalis forme avec lui une sorte de cul-de-sac qui tapisse l'angle rentrant en arrière, en dedans et en haut, formé par le muscle iliaque et la paroi antérieure de l'abdomen, et s'oppose puissamment au passage des viscères au-dessous de la partie externe de l'arcade crurale. (J. Cloquet.)

Au fur et à mesure qu'on étudie le bord du fascia transversalis des vaisseaux fémoraux, on le voit se rapprocher de plus en plus de l'arcade crurale, car les fibres musculaires qui naissent dans leur intervalle sont aussi de moins en moins nombreuses.

b. *Au niveau des vaisseaux fémoraux,* le fascia transversalis adhère à l'arcade crurale correspondante (portion directe), et forme ainsi avec elle un angle plan ou gouttière ouverte en haut et en arrière qui forme la paroi inférieure du commencement du canal inguinal.

Ces adhérences du fascia transversalis à cette portion de l'arcade crurale peuvent être détruites facilement avec le manche du scalpel ;

alors on voit le fascia se continuer derrière l'arcade crurale, en la contournant, se prolonger ainsi au devant des vaisseaux fémoraux, derrière la paroi antérieure du canal crural, et former la partie antérieure de l'*infundibulum femorali-vasculaire.*

A ce niveau également, le fascia superficialis est plus épais que dans le reste de son étendue; il prend l'aspect aponévrotique, et cet épaississement, faisant suite à celui de sa portion externe insérée sur le fascia iliaca, a reçu de quelques auteurs le nom d'*arcade crurale interne.*

c. *En dedans des vaisseaux fémoraux,* le fascia *transversalis* se confond avec l'aponévrose du transverse, et va, comme nous l'avons dit, s'insérer avec lui sur la gaîne du pectiné, jusqu'à l'épine du pubis, derrière le ligament de Gimbernat, dont il est séparé par le ligament de Colles et l'insertion du petit oblique.

Le bord externe de cette portion du fascia transversalis est concave comme le bord externe du ligament de Gimbernat, qu'il contourne pour former la portion interne de l'*infundibulum femorali-vasculaire,* et tapisse ainsi la face interne de la lame du fascia lata qui se détache de la base concave du ligament de Gimbernat.

Les anatomistes qui ont fait insérer le bord inférieur du fascia transversalis sur la lèvre postérieure de la gouttière, qu'ils prétendent voir formée par l'arcade crurale réfléchie en arrière, sont dans l'erreur; car ce fascia ne s'attache nulle part à l'arcade fémorale, ainsi que nous venons de le voir, mais au fascia iliaca, derrière cette arcade. En dedans il lui adhère, mais sans se confondre avec elle.

C. *Face antérieure.*

En haut elle répond au muscle transverse de l'abdomen; en bas elle répond au cordon pendant son trajet dans le canal inguinal dont le fascia forme la paroi postérieure avec l'aponévrose du transverse.

D. *Face postérieure.*

Cette face est tapissée par le péritoine dans toute son étendue ; elle lui adhère lâchement parce qu'elle en est séparée par les artères épigastrique et ombilicale.

a. *Anneau inguinal interne, profond ou abdominal.* — Après avoir enlevé le péritoine, la face postérieure du fascia transversalis semble percée dans le point où le canal déférent, l'artère et les veines testiculaires, etc., pénètrent dans le trajet inguinal.

Cet orifice est à égale distance de l'épine iliaque antéro-supérieure et du pubis. On l'appelle *anneau abdominal interne ou profond du canal inguinal.*

Cet anneau est limité de chaque côté par un faisceau du fascia transversalis assez épais ; M. J. Cloquet décrit le faisceau qui embrasse le côté interne comme étant le plus fort ; Cooper veut que ce soit celui qui embrasse le côté externe. Mais on trouve tantôt l'une de ces dispositions, tantôt l'autre. Quelquefois ces faisceaux ou piliers s'entrecroisent au-dessus de l'anneau, de sorte que celui de gauche se porte à droite et *vice versa* (Velpeau.) Cette disposition manque souvent.

L'orifice abdominal du canal inguinal est situé plus profondément, mais plus en dehors, c'est-à-dire plus éloigné de la ligne blanche que l'anneau externe ou superficiel, formé par l'aponévrose du grand oblique.

b. *Gaîne propre du cordon testiculaire, ou fibreuse commune.* — L'anneau inguinal profond n'est que le commencement d'une gaîne fibreuse que le fascia transversalis fournit au testicule et à ses vaisseaux propres, lorsque cet organe traverse les parois abdominales, et il l'accompagne jusque dans le scrotum, en traversant toute l'étendue du canal inguinal.

C'est, avec le conduit spermatique et les vaisseaux du testicule, une des parties importantes du *cordon.*

E. *Bandelette ilio-pubienne de Thomson.*

C'est une bandelette fibreuse très-variable quant à la force; elle est étendue de la lèvre interne de la crête iliaque, près de l'épine iliaque (où elle adhère intimement au fascia transversalis), au bord supérieur du pubis et à la crête pectinéale, en passant comme le bord inférieur du fascia transversalis (ou *arcade crurale interne*) au-dessus des vaisseaux fémoraux; elle est placée immédiatement derrière ce bord.

Dans sa moitié interne cette bandelette peut être considérée comme faisant partie du fascia transversalis, et concourt à donner une grande épaisseur à ses insertions sur le fascia iliaca, puisqu'elle se confond avec lui. Dans l'épaisseur de sa partie adhérente au fascia iliaca, rampe l'artère circonflexe iliaque.

Sa partie interne s'éloigne un peu du fascia transversalis, à partir du niveau des vaisseaux fémoraux, et va s'insérer sur la crête pectinéale, derrière le ligament de Gimbernat, et non un peu au devant sur la gaîne du pectiné, comme la portion du fascia transversalis, qui concourt à former le ligament de Gimbernat.

§ VI. Péritoine dans la région de l'aine.

Après avoir tapissé les vaisseaux iliaques, le canal déférent, les vaisseaux testiculaires, et le fascia iliaca auquel il adhère lâchement, le péritoine se réfléchit de bas en haut contre les parois abdominales. Il forme ainsi un cul-de-sac transversal, arrondi, ouvert en dedans et en haut, qui tapisse le cul-de-sac et l'épaississement fibreux (*arcade crurale interne*), formés par l'union du fascia transversalis à l'aponévrose fascia iliaca. Il abandonne ensuite les organes précédents pour tapisser le fascia transversalis, l'anneau inguinal profond, ainsi que le conduit et les vaisseaux testiculaires se réunissant en un seul cordon.

Tissu cellulaire sous-péritonéal. — Le péritoine est séparé, ou plutôt lâchement uni au fascia transversalis par du tissu cellulaire lamelleux pouvant facilement s'étaler en membrane (*aponévrose sous-péritonéale*), qui permet au péritoine de glisser sur les organes qu'il tapisse. C'est pourquoi il est entraîné, repoussé au-devant des intestins herniés, qui s'en font, comme le testicule lors de sa descente, une *tunique vaginale* ou *sac herniaire*, plutôt que de le rompre.

Dans ce tissu cellulaire rampent de bas en haut, l'artère ombilicale en dedans, l'épigastrique en dehors, qui le soulèvent un peu et déterminent la formation de fossettes ou petites dépressions sur lesquelles nous reviendrons.

Ce tissu cellulaire sous-péritonéal accompagne en petite quantité le canal déférent et les vaisseaux spermatiques dans le canal inguinal, et se trouve réparti entre ces organes. On l'a nommé improprement *tunique celluleuse du cordon*.

Quelquefois, chez les sujets très-gras, il se développe dans ce tissu cellulaire du tissu adipeux, dont quelques lobules accompagnent le cordon dans le canal inguinal.

§ VII. Vaisseaux qui parcourent la portion abdominale de l'aine.

Ce sont de dedans en dehors : 1° l'artère ombilicale; 2° les vaisseaux épigastriques; 3° les vaisseaux circonflexes iliaques.

1° *Artère ombilicale.* — Elle fait dans cette région un court trajet oblique de dehors en dedans pour gagner l'ombilic. Elle est placée à 1 ou 2 centimètres du bord externe du muscle droit, entre le fascia transversalis et le péritoine qu'elle soulève un peu. Elle est oblitérée entièrement dans cette région et ne donne aucune branche.

2° *Vaisseaux épigastriques.* — L'artère épigastrique rampe entre le péritoine et le fascia transversalis; quelquefois, mais rarement, elle passe entre lui et le transverse.

Elle naît en dedans de l'iliaque externe, quelquefois au devant; ordinairement à 5 ou 10 millimètres au-dessus de l'arcade crurale, quelquefois même à 20 ou 30 millimètres. Elle se porte transversalement ou obliquement en dedans, et, parvenue au-dessous du cordon, elle se réfléchit de bas en haut et devient ascendante; se porte obliquement en haut et en dedans, faisant avec l'horizon un angle de 45 degrés, et gagne le bord externe, puis la face postérieure du muscle droit où elle s'enfonce.

Dans ce dernier trajet, elle croise à angle droit le grand axe du canal inguinal, oblique en sens inverse.

La portion transversale de l'artère est plus ou moins longue; quelquefois elle manque presque entièrement, mais peut avoir jusqu'à 25 millimètres. Elle passe immédiatement au-dessus de la veine fémorale ou iliaque externe.

En se recourbant pour devenir oblique, elle décrit une anse à concavité supérieure qui répond à l'anse à concavité inférieure que représente le cordon spermatique, et contourne la partie inférieure de l'anneau inguinal profond.

Sa portion oblique forme le côté externe d'un triangle, limité en dedans par le bord externe du grand droit, et en bas par le ligament de Poupart; il est traversé de bas en haut par l'artère ombilicale.

Les branches que fournit cette artère sont :

1° *Le rameau fumiculaire*, qui pénètre dans le canal inguinal, s'accole à la gaîne fibreuse propre du cordon, traverse le canal inguinal et se porte aux enveloppes du testicule.

2° Un *rameau symphysaire,* qui longe l'arcade fémorale, et vient s'anastomoser derrière la symphyse avec la branche homologue de l'autre côté.

3° *Au niveau de la réflexion de l'artère,* au-dessous du cordon et de la convexité de l'anse, part une branche qui coupe perpendiculairement la brauche horizontale du pubis, derrière laquelle il est placé, et s'anastomose avec l'*obturatrice,* au moment où cette artère s'engage dans le canal sous-pubien.

Souvent ce rameau est volumineux et forme le tronc même de l'obturatrice; quand l'obturatrice naît loin de l'origine de l'épigastrique, avant de s'enfoncer dans le bassin, elle contourne la partie supérieure, puis la partie interne de l'anneau crural, et affecte avec le collet du sac de la hernie crurale des rapports qui rendraient sa lésion inévitable dans le débridement en dedans et en haut; mais ce débridement ne doit pas être fait, car l'étranglement n'a pas lieu dans ce point.

Il y a ordinairement deux veines épigastriques placées au côté interne de l'artère, et s'ouvrant séparément par un seul trou dans la veine iliaque externe. Quelquefois elles se réunissent à la veine obturatrice, s'anastomosant avec ses branches pour former un plexus veineux qui couvre l'orifice supérieur du canal crural.

3° *Artère circonflexe iliaque.* — Née de l'iliaque externe, au niveau et au-dessous de l'épigastrique, se porte en haut et au dehors, derrière l'arcade fémorale, maintenue contre le fascia iliaca par l'insertion du fascia transversalis et la bandelette ilio-pubienne. Elle sort de cette région au niveau de l'épine iliaque antéro-supérieure et se divise en deux branches.

§ VIII. Nerfs.

Ce sont :

1° Le *rameau pubien de la grande branche abdominale* du plexus lombaire (ilio-scrotale), qui, après avoir reçu un rameau anastomotique de la petite branche abdominale ou cette branche tout entière, marche un peu au-dessus et parallèlement à l'arcade fémorale, derrière l'aponévrose du grand oblique jusqu'au canal inguinal, se joint au cordon, et sort avec lui par l'anneau superficiel.

2° La *petite abdominale du plexus lombaire* s'anastomose avec le rameau précédent vers l'épine iliaque antérieure et supérieure, se place entre le transverse et le petit oblique, près de l'arcade crurale, parallèlement et au-dessous du rameau précédent, avec lequel il s'anastomose encore; il gagne ensuite le cordon, et sort par l'orifice cutané du canal inguinal, et se termine aussi dans la peau du pubis.

3° Le *rameau scrotal* de l'inguinale interne (génito-crurale) du plexus lombaire passe au devant de l'artère fémorale, croise avec le cordon l'artère épigastrique et pénètre dans l'orifice profond du canal inguinal, mais avant, fournit plusieurs filets qui s'enfoncent de bas en haut dans les muscles petit oblique et transverses. Il traverse ensuite tout le canal inguinal, pour gagner le scrotum ou la grande lèvre chez la femme.

§ IX. Canal inguinal.

On donne ce nom au trajet que parcourt le cordon testiculaire au travers des parois abdominales.

Il est placé obliquement un peu plus haut que le pli de l'aine, au-dessus du ligament de Fallope et de son insertion à l'épine du pubis.

Il est dirigé obliquement de haut en bas, d'arrière en avant et de dehors en dedans.

Sa longueur varie entre 40 et 55 millimètres ; sa largeur est déterminée par le volume du cordon sur lequel il est appliqué exactement. Celui de droite serait un peu plus large que celui de gauche (Jobert). Il est très-étroit chez les femmes.

Ce canal n'a pas de parois propres ; c'est un trajet creusé au travers des parois abdominales par écartement des organes qui les composent ; par conséquent, indiquer ses rapports serait indiquer la composition de ses parois. On peut cependant dire, d'une manière générale, qu'il est situé obliquement au-dessus et au devant des vaisseaux du membre inférieur, au moment où ils passent du bassin à la cuisse, séparés d'eux seulement par l'épaisseur de l'arcade crurale. Derrière lui se trouvent le fascia transversalis et le péritoine, qui le séparent des circonvolutions de l'intestin grêle, lesquelles appuient sur sa paroi postérieure.

Il présente à étudier deux ouvertures ou anneaux et quatre parois.

A. *Anneau inguinal cutané, superficiel, inférieur ou externe.*

Il est formé en haut par l'écartement des deux piliers de l'aponévrose du grand oblique ; en bas par l'arcade crurale, à laquelle se joint le pilier externe; en dedans par le ligament de Coles (voir sa description, p. 24).

Il est sous-cutané, séparé de la peau par le fascia transversalis et la couche adipeuse. Il est à 30 millimètres environ de la symphyse du pubis, et ne présente pas d'autre rapport important. Cet anneau est un peu rétréci par tous les mouvements du corps, qui tendent les fibres du grand oblique (Malgaigne, etc.).

L'étranglement des hernies inguinales n'est pas toujours produit par l'anneau inguinal superficiel. Il a lieu quelquefois à ce niveau; d'autres fois il est produit par l'anneau profond. Il peut se produire au-dessous de l'anneau superficiel par des brides ou des ruptures du sac; ou bien dans le collet d'un sac ancien, dans lequel s'est engagé un nouveau sac.

Quelquefois aussi le collet même du sac d'une hernie ordinaire augmente de densité et d'épaisseur, et l'étranglement peut être produit *par le collet de ce sac*, ce qui serait très-fréquent, d'après Dupuytren et MM. Bérard et Malgaigne. Suivant M. Velpeau, l'étranglement se fait ordinairement à l'anneau externe ou interne du canal inguinal; et ce n'est que dans quelques hernies anciennes qu'il est produit par le collet du sac. Ce qui a trompé, c'est que, lorsqu'il siége à l'orifice profond, en repoussant la hernie, on repousse aussi le fascia transversalis, et on parvient souvent à faire assez rentrer la hernie pour lui faire traverser l'anneau superficiel, de manière à faire d'une hernie complète une hernie incomplète. Si pendant l'opération on porte le doigt dans le canal, on trouve bientôt un cercle mobile facile à repousser du côté du ventre. On a cru qu'il était formé par le collet du sac; tandis que ce n'est autre chose que l'anneau profond du canal inguinal. Comme dans certains cas les accidents continuaient, on a cru avoir réduit le sac avec les intestins, et on lui attribuait une lésion causée par l'anneau profond.

Les rapports des vaisseaux avec les anneaux étant bien connus, il sera facile de voir dans quel sens le débridement doit être opéré; ce sera toujours en dehors et en haut.

B. *Anneau inguinal profond, supérieur, abdominal ou interne.*

Cet orifice est déformé irrégulièrement, ovalaire, circonscrit par deux faisceaux du fascia transversalis. (Voir sa description, p. 34.)

Le péritoine passe comme un rideau derrière cet orifice, comme le fascia superficialis devant l'anneau externe; il présente une dépression ou fossette à ce niveau, sur laquelle nous reviendrons.

Les organes qui le pénètrent sont le canal déférent, l'artère, les veines et lymphatiques testiculaires avec les canaux spermatiques du grand sympathique, l'*artère déférentielle* venue de l'anneau artériel vésico-prostatique qui accompagne le cordon, l'artère funiculaire de l'épigastrique, le rameau scrotal du nerf inguinal interne.

Il est en rapport avec l'artère épigastrique. Cette artère contourne le côté inférieur ou interne de l'anneau; mais elle n'est pas exactement en contact avec le côté interne de l'anneau abdominal, elle en est à quelques millimètres (Cooper). Aussi l'entre-croisement du cordon avec l'épigastrique n'a pas lieu précisément sur l'anse artérielle, mais un peu au-dessus.

Toutes les branches de l'épigastrique naissent au-dessous de l'anneau profond, et ne peuvent être lésées dans le débridement, puisqu'on ne doit jamais le faire en bas, à cause du tronc même de l'épigastrique.

C. *Parois.*

a. *Paroi antérieure.* — Elle est résistante et formée par l'aponévrose du grand oblique. On y trouve aussi assez souvent quelques faisceaux du petit oblique en contact des faisceaux d'origine du crémaster; entre ces fibres et l'aponévrose du grand oblique, on trouve toujours le rameau pubien terminal de la grande branche abdominale (ilio-scrotale du plexus lombaire).

b. *Paroi postérieure.* — C'est la plus importante, elle est formée par le *fascia transversalis*, réunie dans la partie inférieure de l'aponévrose du transverse, qui complète et fortifie dans ce point les parois abdominales. Cette paroi peut être considérée non-seulement dans l'étendue du canal inguinal, mais dans celle de ses deux orifices, ce qui fait une étendue de 60 millimètres au moins, où la paroi abdominale est plus faible que partout ailleurs, et par où s'échappent les hernies.

Le péritoine tapisse cette paroi du canal et en est séparé par le tissu cellulaire lâche, dans lequel rampent l'artère ombilicale en dedans et l'artère épigastrique en dehors.

Ces vaisseaux sont appliqués contre la paroi postérieure du canal inguinal; ils soulèvent un peu le péritoine, l'artère épigastrique plus que l'ombilicale.

Vue par sa face péritonéale, on voit qu'elle est divisée en trois petites fossettes plus ou moins prononcées, séparées par la saillie des deux vaisseaux précédents.

1° *Fossette inguinale externe.* Elle répond directement à l'anneau inguinal profond; du côté du canal, il se détache souvent au fond de cette dépression, un petit cordon blanchâtre (J. Cloquet). Cette fossette est donc immédiatement en dehors de l'artère épigastrique et au-dessus du cordon. C'est par lui que se font les hernies obliques ou inguinales externes, les plus fréquentes de toutes.

2° *Fossette inguinale moyenne* (*fossette interne*). Elle est placée entre l'artère épigastrique et le cordon de l'artère ombilicale oblitérée. Elle manque souvent. Elle est alors confondue avec la précédente, parce que l'épigastrique est peu saillante: cette fossette répond précisément au canal inguinal. Les hernies qui se font par là sont en dedans de l'épigastrique, et prennent le nom de *hernies inguinales internes.*

3° *Fossette vésico-inguinale, vésico-pubienne.* C'est la plus interne des trois. Elle est placée entre l'artère ombilicale et le bord interne du grand droit. Elle répond à l'anneau inguinal sous-cutané et même un peu plus en dedans. Elle donne passage aux *hernies directes.*

Il y a de fréquentes variétés de forme et de profondeur pour toutes ces fossettes.

c. *Paroi supérieure.* — Elle est formée par les faisceaux les plus inférieurs du petit oblique et transverse, qui s'insèrent sur le fascia iliaca, entre l'arcade crurale et le fascia transversalis, puis passent au-dessus du cordon, et au delà se terminent chacun sur un feuillet aponévrotique qui se rend au bord interne de la gaîne du muscle droit et derrière le ligament de Gimbernat en bas, ainsi que nous l'avons vu à propos de ces muscles.

d. *Paroi inférieure.* — Elle est formée par la gouttière que constituent successivement, de dedans en dehors, le ligament de Coles en s'insérant à l'épine du pubis et au ligament de Gimbernat, puis par le fascia transversalis adhérent à l'arcade crurale au devant des vaisseaux fémoraux. Ainsi, une partie de cette paroi se trouve située au devant des vaisseaux fémoraux.

§ X. Cordon spermatique ou testiculaire.

Le canal inguinal est traversé par le cordon spermatique.

On donne ce nom à un faisceau de vaisseaux et de nerfs nombreux, réunis en un seul cordon par du tissu cellulaire; enveloppés par un prolongement du fascia transversalis, mince, mais résistant, qui les sépare des parois du canal inguinal qu'ils traversent dans toute leur étendue. Dans ce trajet, il s'y ajoute encore quelques organes, qui s'accolent aux premiers et viennent des parois de ce canal.

Les élements de ce cordon sont d'abord épars dans l'abdomen et ne forment un véritable cordon qu'après avoir traversé l'anneau abdominal.

On y trouve trois artères et les veines correspondantes, le canal déférent, et des nerfs qui sont :

Le rameau scrotal ou nerf inguinal interne (génito-crural) et le plexus spermatique.

a. *Artères.* — 1° *Artère spermatique.* Spécialement destinée au testicule, elle vient de l'aorte près de l'artère rénale ou de celle-ci, se place en dedans du psoas au devant des vaisseaux iliaques et pénètre dans l'anneau inguinal profond en dehors du canal déférent.

2° *Artère déférentielle.* C'est un rameau de l'ombilicale avant son oblitération, ou de la vésico-prostatique, branche de la vésicale inférieure, ou de la vésicale supérieure. Elle fournit des branches à la vésicule séminale ; les autres suivent le canal déférent et l'accompagnent dans toute la longueur du cordon jusqu'au testicule.

3° *Artère funiculaire du cordon,* ou *crémastérique.* Elle vient de l'épigastrique au moment où celle-ci contourne le côté interne de l'anneau et pénètre dans le canal. Elle est plus superficielle que les autres; elle fournit surtout à la tunique *fibreuse propre,* au crémaster, etc., et s'anastomose avec les scrotales.

b. *Veines.* — Celles qui correspondent aux deux dernières artères qui viennent d'être mentionnées suivent le même trajet, et se jettent dans les veines qui accompagnent les troncs d'où elles naissent.

Les veines testiculaires s'abouchent par un seul tronc, la droite dans la veine cave, la gauche dans la veine rénale correspondante. Au sortir du testicule, elles forment un plexus près de l'épididyme, d'où partent plusieurs grosses branches qui traversent le canal inguinal en se plaçant au devant du cordon. Dans l'abdomen, elles forment toujours un plexus au-dessous du rein (*plexus pampiniforme*), d'où part le tronc unique d'abouchement.

c. *Lymphatiques.* — Ils forment un tronc volumineux de plusieurs troncs qui accompagnent les veines, et se jettent dans les ganglions lombaires qui environnent les vaisseaux iliaques primitifs.

d. *Nerfs.* — Aux organes précédents sont accolés les nerfs qui suivent :

1° La *branche scrotale* du nerf génito-crurale du plexus lombaire, déjà décrit;

2° Le *plexus spermatique*, formé par des filets du plexus rénal et aortique du grand sympathique, et par d'autres qui viennent du plexus hypogastrique. Ces derniers accompagnent le canal déférent et l'artère déférentielle. Les premiers accompagnent l'artère testiculaire.

e. *Canal déférent.* — Nous le décrirons ici, de dedans en dehors : parti des vésicules séminales, il passe derrière la vessie, puis sur les côtés, croise le bord interne du psoas, gagne le côté interne des vaisseaux spermatiques et pénètre dans le canal inguinal, le parcourt et en sort pour descendre vers l'épididyme.

f. *Tunique propre du cordon.* — Aux organes précédents réunis ensemble par le tissu cellulaire sous-péritonéal, j'ajoute, au niveau de l'anneau interne, la gaîne fournie par le fascia transversalis, qui les enveloppe, les réunit en un faisceau unique et les sépare des parois du canal.

D'autres organes s'ajoutent encore aux précédents, à mesure qu'ils approchent de l'anneau externe. Ces derniers ne sont pas enveloppés par la tunique propre fournie par le fascia transversalis ; ce sont :

g. La *terminaison de la petite abdominale* du plexus lombaire, qui émerge de l'intervalle du petit oblique et du transverse. Elle se place au côté externe du cordon pour se répandre dans la peau du pubis dès qu'elle a franchi l'anneau cutané du canal inguinal.

h. Le *crémaster* naît de l'arcade crurale et de l'épine du pubis par deux faisceaux. Son origine a lieu sur le même plan qui est occupé par le petit oblique. Quelquefois même ce muscle lui fournit quelques fibres disposées en anses. Le crémaster s'épanouit aussitôt pour former une enveloppe contractile au cordon et au testicule.

i. Le *rameau pubien* de la grande ilio-scrotale émerge entre le grand et le petit oblique, et se place au devant du crémaster.

j. La *tunique fibreuse externe,* qui se détache du pourtour de l'anneau superficiel, enveloppe tous les organes que nous venons de voir entrer dans la composition du cordon.

k. *Dartos.* — Enfin cette gaîne fibreuse est elle-même recouverte par le dartos, enveloppe contractile qui est la plus superficielle des enveloppes complètes du cordon. Il n'est séparé de la peau que par une mince couche de tissu cellulaire lâche.

Une ou deux artères honteuses externes, sous-cutanées, vont constamment se distribuer au cordon après son issue du canal.

Rapports des parties constituantes du cordon dans le canal inguinal.

Le canal déférent avec l'artère et la veine déférentielle est situé à la partie postérieure et interne du cordon, séparé des parois correspondantes du canal par la gaîne fibreuse propre seulement. Près de l'orifice cutané, il est plus interne encore.

L'artère spermatique est au devant de lui; elle est recouverte elle-même par les veines correspondantes et les lymphatiques qui l'accompagnent.

L'artère funiculaire est encore au devant de ce faisceau, tout à fait superficielle. La gaîne propre enveloppe le tout, la terminaison de la petite abdominale se place en dehors du cordon; le crémaster l'entoure en entier; et le rameau pubien de la grande abdominale se place au devant du crémaster.

ART. II. — ORGANES PROFONDS DE LA PARTIE CRURALE DE L'AINE.

Enumération. Nous avons vu précédemment (v. chap. 2) que les organes superficiels de cette région sont les suivants :

1° La peau ;

2° La couche adipeuse sous-cutanée ;

3° Le fascia superficialis divisé en couche superficielle et couche profonde;

4° Des vaisseaux sanguins sous-cutanés;

5° Des vaisseaux et ganglions lymphatiques sous-cutanés;

6° Des nerfs destinés à la peau.

D'autres organes situés plus profondément achèvent de constituer cette région; ce sont:

7° L'aponévrose d'enveloppe de la cuisse ou fascia lata;

8° Au-dessous de cette aponévrose, jusqu'à l'articulation coxo-fémorale, se voient des muscles nombreux, disposés en plusieurs couches, accompagnés de beaucoup de vaisseaux et de nerfs.

La description de ces organes étant inutile à l'étude des hernies, nous ne ferons que mentionner plus loin la plus superficielle de ces couches, la seule qu'il soit indispensable de connaître.

9° Les troncs vasculaires sanguins profonds de la cuisse;

10° Des vaisseaux et ganglions lymphatiques;

11° Des nerfs profonds.

§ I. Disposition de la couche musculaire superficielle.

A. *Au niveau de l'arcade fémorale.*

Le ligament de Fallope, étendu à la manière d'une corde au devant du bord antérieur de l'os coxal, circonscrit avec ce bord un vaste espace triangulaire. Cet espace établirait une large communication entre l'abdomen et la cuisse, s'il n'était rempli par divers organes; ce sont:

a. *En dehors.* — Le psoas-iliaque qui descend de la fosse iliaque avec le nerf crural, et passe à la cuisse jusqu'au petit trochanter. Ce muscle et le nerf crural sont bridés et retenus en place par le fascia iliaca, qui couvre toute la face antérieure et le côté interne du muscle qu'il accompagne jusqu'au petit trochanter sans interruption, après avoir pris par ses bords, dans le bassin, les mêmes insertions que le muscle lui-même. Son bord interne adhère à la colonne lombaire, au détroit supérieur du bassin ou au petit psoas quand il existe; le bord externe, dans la portion iliaque, adhère à la crête iliaque. Nous ne devons mentionner ici que celles qu'il prend à la lèvre interne de la crête iliaque et à l'épine iliaque antéro-supérieure, et surtout en dedans à l'éminence iléo-pectinée.

En passant au-dessous du fascia transversalis des muscles transverses et obliques, et de l'arcade crurale, le fascia iliaca, qui devient plus épais à mesure qu'il descend, contracte des adhérences très-fortes avec ces muscles et aponévroses; de cette manière, il ferme dans ce point la partie inférieure et externe de l'abdomen aux hernies, comme nous l'avons déjà vu.

b. *En dedans.* — Tandis que le fascia iliaca ferme ainsi la partie externe de l'abdomen, en s'unissant au bord inférieur de la paroi antérieure, le même effet est produit en dedans par le pectiné couvert de sa gaîne aponévrotique, allant s'insérer à la crête pectinéale. C'est surtout le ligament de Gimbernat qui est tendu entre l'arcade crurale et la gaîne du pectiné, qui joue le rôle d'obturateur dans cette partie de la région.

Il ne reste plus au centre de ce vaste espace, derrière l'arcade de Fallope, qu'un intervalle triangulaire qui n'est pas bouché. Cette ouverture ou anneau (*anneau crural supérieur*) est destinée à donner passage en dehors à l'artère, et en dedans à la veine fémorale, ainsi qu'à beaucoup de lymphatiques placés en dedans de la veine. Tous ces organes se rendent de l'abdomen à la cuisse.

B. *Au-dessous de l'arcade fémorale.*

On trouve dans cette portion de l'aine, en allant de l'épine iliaque antéro-supérieure au pubis, les muscles suivants :

a. *En dehors.* — 1° *L'extrémité supérieure du couturier,* appuyée sur le psoas et sur le tendon direct du droit antérieur de la cuisse. Ce muscle est enveloppé dans une gaîne aponévrotique qui lui est propre, formée par une sorte de dédoublement du fascia lata.

2° Le *muscle psoas iliaque* renfermé dans un étui osseux et fibreux, dont la paroi antérieure est la continuation du fascia iliaca qui a passé au-dessous de l'arcade crurale. Sous le psoas iliaque, on trouve une large bourse synoviale communiquant quelquefois avec l'articulation coxo-fémorale.

b. *En dedans.* — 3° *Plus en dedans se trouve le muscle pectiné,* inséré à la crête pectinéale et à la surface pectinéale; il descend enveloppé dans sa gaîne aponévrotique. Cette gaîne adhère par son côté externe avec le côté interne de celle du psoas, de sorte qu'elles comprennent une large rigole aponévrotique ouverte en avant, dans laquelle sont couchés les vaisseaux fémoraux; c'est la paroi postérieure du canal crural ou *feuillet profond du fascia lata.*

4° Plus en dedans encore, se trouvent le muscle premier adducteur et le droit interne, pourvus chacun d'une gaîne spéciale.

§ II. Aponévrose fascia lata dans la région inguinale.

On ne trouve dans cette région qu'une seule aponévrose très-forte et résistante; c'est cette portion du fascia lata ou enveloppe aponévrotique de la cuisse qui est située à la partie antérieure et supérieure de ce membre. Elle est formée par la réunion de la paroi antérieure des gaînes aponévrotiques qui enveloppent les muscles de cette région énumérés plus haut.

Fascia cribriformis. — Le fascia lata est formé de plus par un petit feuillet triangulaire qui se détache en haut de l'arcade crurale; en dedans, de la base concave du ligament de Gimbernat et de l'épine du pubis, et, en dehors, de la *bandelette iléo-pubienne.* Ces dernières fibres passent au-dessous de l'arcade crurale. Ce feuillet aponévrotique descend au devant des vaisseaux fémoraux, les recouvre, et s'attache sur la face antérieure de la gaîne du psoas en dehors et du pectiné en dedans. Elle ferme ainsi en avant et convertit en canal la rigole que forment les côtés des gaînes du psoas et du pectiné; ce canal renferme l'origine des vaisseaux fémoraux (*canal crural*). Elle est formée de petits faisceaux qui partent de tous les points mentionnés plus haut, et s'entre-croisent en tout sens.

C'est ce feuillet triangulaire à base tournée en haut, qu'on appelle *feuillet superficiel du fascia lata.* On le nomme aussi *fascia cribriformis*, ou *portion criblée de l'aponévrose fémorale*, parce qu'il est criblé de trous nombreux pour le passage des lymphatiques et des ramuscules sanguins, qui de superficiels deviennent profonds.

Ce fascia est beaucoup plus solide et résistant près de son bord externe que vers son bord interne, qui présente le plus grand nombre d'orifices. C'est par cette portion plus faible, en agrandissant un de ces trous, que la hernie fémorale sort du canal crural.

Le sommet de ce feuillet triangulaire est étroit et concave; il concourt à former un orifice qui laisse pénétrer la veine saphène interne dans la gaîne des vaisseaux fémoraux où elle s'unit à la veine crurale (*anneau crural inférieur*).

D'après ce qui précède, on voit que l'aponévrose *facia lata* à la région crurale naît en dehors de l'épine iliaque antéro-supérieure; plus en dedans fait suite au fascia iliaca en adhérant fortement à l'arcade crurale, de sorte qu'elle semble s'en détacher; que tout à fait en dedans elle naît de l'éminence iléo-pectinée, de la crête pectinéale, et de la branche ascendante du pubis avec le premier adducteur, tandis qu'au devant des vaisseaux, un feuillet mince et superficiel se détache réellement de l'arcade crurale et de ses dépendances.

Nous n'avons pas à nous occuper de la manière dont se comporte le fascia lata aux faces externes et postérieures de la cuisse.

A. *Canal crural.*

On décrit sous le nom de canal crural (J. Cloquet, Cooper, Velpeau) cette portion du commencement de la gaîne des vaisseaux fémoraux, qui est étendue depuis le niveau de l'arcade fémorale, c'est-à-dire depuis l'origine ou anneau supérieur de cette gaîne, jusqu'à l'abouchement de la saphène interne dans la veine crurale.

Après avoir enlevé tous les organes sous-cutanés qui sont au devant du canal crural, on voit que sa paroi antérieure n'est pas soulevée par les vaisseaux placés derrière elle; mais, au contraire, qu'elle est placée au fond d'un enfoncement triangulaire ou dépression de la face antérieure de la cuisse circonscrite en haut par la paroi abdominale, en dehors par la saillie du psoas, en dedans par celle du premier adducteur, et qui en dehors disparaît peu à peu en se mettant de niveau avec le reste du fascia lata.

La longueur de ce canal dépend de la hauteur à laquelle la veine saphène s'ouvre dans la crurale, et varie de 15 à 35 millimètres (Malgaïgne).

Sa direction est à peu près verticale; il est triangulaire, prismatique, plus large en haut qu'en bas, ce qui rapproche sa forme de celle d'un entonnoir.

Ce canal est un peu moins long, mais plus large chez la femme que chez l'homme (J. Cloquet).

Le canal crural a pour orifices en haut l'*anneau crural supérieur;* en bas, le trou de la veine saphène ou anneau crural inférieur. Il a trois parois.

a. *Anneau crural supérieur.* — Cet orifice a la forme d'un triangle isocèle; il est compris entre l'arcade crurale qui est au devant et en forme la base qui est très-longue, le bord interne du psoas, et le bord interne du pectiné avec le bord concave du ligament de Gimbernat qui en forment les côtés égaux et les angles.

Des trois angles l'interne est arrondi, formé par le bord concave du ligament de Gimbernat. L'externe très-aigu répond au point où l'arcade fémorale se détache du fascia iliaca. L'angle postérieur très-obtus répond à l'éminence iléo-pectinée.

L'anneau crural est une ouverture destinée au passage de l'artère et de la veine crurales. Mais ces vaisseaux n'en occupent que la portion externe; l'artère est en dehors et un peu en avant, la veine en dedans et un peu en arrière. Il reste entre cette dernière et la base concave du ligament de Gimbernat un petit espace libre, par lequel se fait la hernie crurale.

Septum crural.

L'orifice précédent est cependant oblitéré par une sorte de diaphragme cellulo-fibreux, tendu entre la veine crurale et le ligament de Gimbernat. Il adhère aux vaisseaux fémoraux, au tissu lamineux qui entoure l'épigastrique, et au tissu cellulaire qui est derrière le ligament de Gimbernat ou à ce ligament lui-même. C'est là le *fascia propria* de Cooper, le *septum crural* de M. J. Cloquet.

Il présente toujours une ou plusieurs ouvertures pour le passage des lymphatiques; quelquefois une ouverture plus grande est remplie par un ganglion qui s'y trouve comme étranglé.

Le hernie crurale repousse devant elle le *septum crural* et les organes qui le traversent pour entrer dans le canal fémoral, ou bien elle pénètre dans un des orifices du *septum* et peut s'y étrangler (J. Cloquet).

b. *Anneau inférieur du canal crural.* — C'est un orifice de la paroi antérieure de la gaîne des vaisseaux fémoraux, qui donne passage à la veine saphène.

On fait terminer là le canal crural; mais c'est une division artificielle, car il n'est que la première partie d'une gaîne propre aux vaisseaux fémoraux qui ne se termine pas là, car on la suit jusqu'au genoux; seulement cette gaîne devient plus étroite à partir de cet orifice.

Cet anneau est proportionné au volume de la veine; de sa circonférence partent des fibres qui recouvrent ce vaisseau et lui forment une sorte de gaîne près de son abouchement. Cet anneau ne donne jamais passage à la hernie crurale. Il est limité en haut par le sommet concave et épais du fascia cribriforme, et en bas par un bord aponévrotique tranchant, qui est un épaississement de la paroi antérieure de la gaîne des vaisseaux fémoraux. Ce bord est courbé à concavité tournée en haut, son extrémité externe à la gaîne du psoas, et l'interne à celle du pectiné.

c. *Parois.* — 1° *Paroi antérieure.* Elle est formée par le *fascia cribriformis* ou feuillet superficiel du fascia lata dont la portion interne est mince, criblée de trous, facile à déchirer et à détruire par la dissection. Du pourtour de ces orifices se détachent des fibres cellulaires qui se jettent sur les vaisseaux lymphatiques et sanguins qui les traversent (Voy. sa description, p. 49.)

Thomson, qui appelait *infundibulum femorali-vasculaire* tout le canal crural, appelait cette paroi *feuillet superficiel de l'infundibulum.* Jamais l'étranglement des hernies crurales n'est produit par l'anneau crural supérieur, il n'a même jamais lieu à son niveau. Il a lieu constamment au niveau du trou de la paroi du canal crural qui lui a donné passage.

Le collet de cette hernie n'a pas la forme d'un goulot; mais il est linéaire, ou du moins d'une étendue très-courte, c'est-à-dire celle de l'épaisseur de la paroi antérieure du canal (Demeaux).

L'étranglement peut être produit non-seulement par la paroi antérieure du canal crural, mais encore par le collet du sac, comme le démontrent les cas d'étranglement après la réduction en masse. On ne sait pas dans quelles proportions existe l'étranglement par le collet du sac ou par le trou fibreux que traverse la hernie (Demeaux).

On voit d'après ce qui précède que le débridement doit porter sur la portion interne de la paroi antérieure du canal, c'est-à-dire qu'il faut inciser les bords du trou qui donne passage aux viscères et les étrangle. Il faut aussi inciser le collet du sac pour le cas où il produirait l'étranglement (Velpeau, Demeaux).

On peut faire l'incision dans tous les sens, excepté en bas, à cause de la saphène interne.

J'ai vu, dans un cas de hernie crurale étranglée, M. Gosselin débrider en haut les bords du trou herniaire de la paroi antérieure du canal, et la réduction eut lieu facilement; la malade guérit en vingt jours.

2° *Paroi interne.* Elle est formée par le côté externe de la gaîne du pectiné; elle est forte et résistante, s'unit en angle aigu avec la paroi antérieure.

3° *Paroi externe.* Elle est formée par la partie interne de la gaîne du psoas, qui s'enfonce pour gagner le petit trochanter; elle est également très-forte et se comporte de la même manière que la précédente avec la paroi antérieure.

Ces deux parois se réunissent en arrière à angle obtus, arrondi, de manière à représenter une rigole ou gouttière aponévrotique, concave, plus large en haut qu'en bas, surtout vers l'éminence iléo-pectinée.

Feuillet profond du fascia lata. — Cette portion du *fascia* ou même des gaînes du psoas et pectiné réunies en arrière profondément pour accompagner les muscles qu'elles tapissent a été appelée feuillet *profond du fascia lata;* par opposition au fascia cribriformis, appelé *feuillet superficiel,* en partant de cette idée que le canal crural était formé par un dédoublement de l'aponévrose d'enveloppe de la cuisse.

Scarpa, MM. Bérard, Cruveilhier, etc., ne considèrent pas le canal crural comme un conduit complet, parce qu'ils ne lui trouvent pas de paroi antérieure complète, et parce que la hernie crurale ne le parcourt pas dans toute son étendue, mais s'en échappe en haut, en dedans et en avant. Cependant le *fascia cribriformis* lui forme une paroi antérieure complète; mais, comme il est mince et criblé de trous en dedans, d'où partent des faisceaux cellulaires pour les vaisseaux superficiels, il arrive souvent qu'il est détruit pendant la dissection; en outre, n'offrant pas assez de résistance pour forcer la hernie à descendre dans la portion inférieure rétrécie du canal qui est remplie par les vaisseaux fémoraux, il se laisse déchirer par elle.

B. *Entonnoir femorali-vasculaire.*

On donne ce nom (Cooper) à une courte gaîne infundibuliforme qui tapisse la face interne du canal crural, que nous venons de décrire, et le renforce.

Cet entonnoir fibro-celluleux est formé de la manière suivante: 1° en avant, par cette portion du fascia transversalis qui, au niveau des vaisseaux fémoraux, au lieu de se terminer à l'arcade crurale, descend derrière elle, la contourne, contourne aussi le bord concave du ligament de Gimbernat dont on peut la détacher facilement, et vient s'appliquer contre la face interne du fascia cribriformis, auquel elle adhère: mais il est possible de l'en séparer. Ce feuillet interposé ainsi aux vaisseaux est la paroi antérieure du canal crural (*feuillet profond de l'infundibulum*, Thomson). 2° Cette partie antérieure de la deuxième gaîne des vaisseaux fémoraux est complétée en arrière par un prolongement analogue qui se détache du fascia lata, de l'insertion du petit psoas quand il existe et du voisinage de la crête pectinéale. Cette portion de l'entonnoir s'unit par ses côtés avec le feuillet décrit plus haut; elle est aussi complétement distincte de la paroi postérieure du canal crural ou feuillet profond du fascia lata, de même que la portion antérieure est distincte du fascia cribriformis. Il résulte de là qu'après l'enlèvement complet de l'arcade crurale, du ligament de Gimbernat et du fascia cribriformis, ce canal reste aussi complet qu'avant l'ablation de ces parties, et en introduisant le doigt dans la partie supérieure de l'entonnoir, on trouve que l'intestin ne peut s'échapper sous l'arcade sans pénétrer dans ce sac infundibuliforme qui double le canal crural (A. Key).

Mais on ne peut pas démontrer toujours aussi nettement cette moitié postérieure de l'infundibulum, soit qu'elle manque, soit qu'elle adhère trop fortement à la paroi postérieure du canal crural. Dans ces cas, on trouve les bords de la moitié antérieure, ou prolongement du fascia transversalis, insérés sur les parois latérales du canal crural.

En haut, cette gaîne est ample, mais, à mesure qu'elle descend, elle s'applique plus intimement sur les vaisseaux, ce qui lui donne la forme d'un entonnoir (*infundibulum femorali-vasculaire*). La partie supérieure et interne de cet entonnoir est aussi traversée par les lymphatiques, ce qui lui donne un aspect cribriforme. Dans cette portion la gaîne offre un tissu moins serré que dans les portions inférieures et externes où elle embrasse l'artère et la veine; là elle est dense et peu extensible.

§ III. TRONCS VASCULAIRES SANGUINS DE LA CUISSE.

Ces vaisseaux sont l'artère et la veine crurales et la saphène interne.

a. *Vaisseaux fémoraux.* — L'artère est en dehors, la veine en dedans; en haut, la veine couvre un peu l'artère, quelquefois c'est le contraire; bientôt elle est simplement en dedans, elle adhère à l'entonnoir qui la maintient béante quand elle est vide et coupée.

L'artère et la veine sont souvent séparées l'une de l'autre par une cloison cellulaire assez épaisse; d'autres fois elle est très-mince. Souvent aussi une cloison celluleuse couvre le bord interne de la veine, et sépare l'infundibulum en deux loges, l'une interne, remplie par les vaisseaux; l'autre externe ne contient que des lymphatiques et du tissu cellulaire, forme le véritable *canal crural herniaire;* il a pour ouverture supérieure l'espace compris entre la veine crurale et le bord concave du ligament de Gimbernart, plus ou moins oblitéré par le septum crural; c'est le véritable anneau crural en tant que donnant passage à la hernie. Comme l'infundibulum s'applique de suite sur les vaisseaux, le canal qui fait suite à cet orifice est très-court, et les viscères, après avoir repoussé ou détruit le septum crural, trouvant de la résistance en bas, déchirent la paroi antérieure de l'infundibulum déjà faible par les trous dont elle est criblée.

Dans le canal, l'artère crurale donne deux ou trois artères sans nom, sous-cutanées, externes et internes, à la région crurale; la honteuse externe inférieure sous-cutanée qui va au cordon, et l'artère tégumenteuse abdominale. La veine fémorale ne reçoit qu'un petit nombre des veines correspondantes; les autres vont à la saphène, avant son abouchement dans la veine.

Le canal déférent avec les artères déférentielle et testiculaire ne sont séparés en avant des vaisseaux fémoraux que par l'arcade crurale doublée du fascia transversalis.

b. La *saphène interne* pénètre la partie interne de la veine crurale à 15 ou 30 millimètres au-dessous de l'arcade fémorale, en formant une concavité inférieure qui appuie sur le bord inférieur de l'anneau crural correspondant.

Les veines sous-cutanées crurales et abdominales vont se jeter en partie dans la saphène avant son abouchement, les autres vont directement à la crurale. Les veines honteuses externes vont presque toujours à la saphène.

§ IV. Ganglions et vaisseaux lymphatiques.

Des ganglions inguinaux superficiels et nombreux, placés autour de l'abouchement de la saphène, partent des troncs lymphatiques nombreux qui percent le fascia cribriformis, forment un faisceau volumineux dans la loge interne du canal crural en dedans de la veine fémorale, traversent le septum crural et se rendent dans le bassin, soit aux ganglions hypogastriques, soit avec les lymphatiques circonflexes iliaques et épigastriques aux ganglions iliaques externes placés derrière l'arcade crurale. Nous avons déjà parlé de celui de ces ganglions qui se trouve quelquefois engagé dans une ouverture du septum crural.

§ V. Nerfs profonds.

1° Sur la partie interne du psoas iliaque est couché le nerf crural, enfermé dans la gaîne de ce muscle. Il est séparé de l'artère crurale, qui est plus en dedans, par la gaîne aponévrotique du psoas. Il se divise, dans cette région, en rameaux nombreux qui s'écartent en éventail pour se ramifier dans les téguments et les muscles, après avoir percé la gaîne du psoas.

2° Le *rameau fémoral cutané de l'inguinale interne* (génito-crurale) du plexus lombaire, croise l'artère circonflexe iliaque près de son origine, comme son rameau scrotal croise l'épigastrique, et s'engage dans le canal crural et traverse la paroi antérieure pour devenir sous-cutané; il descend jusqu'au milieu de la cuisse après s'être anastomosé avec un filet du nerf crural.

Femme âgée de soixante et seize ans, atteinte de pneumonie. — Chute sur la tête. — Douleurs vives du cou. — Mort, causée par la pneumonie. — Fracture double de l'axis.

Le 4 janvier 1844, la nommée Bachard, âgée de soixante et seize ans, est entrée à l'hôpital de la Salpêtrière, salle Sainte-Marthe, nº 16; elle se plaignait de toux, nausées et vomissements.

Le même soir, se penchant au bord de son lit pour ramasser un objet situé à terre, elle tomba lourdement sur la tête qui fut fortement fléchie et un peu inclinée sur l'épaule droite. Elle ressentit aussitôt une vive douleur à la nuque et ne put se relever elle-même; l'infirmière lui aida à se replacer dans son lit.

Pendant toute la nuit, la douleur de la partie postérieure du cou fut assez vive pour la priver de tout sommeil.

Ce fut le 5, à la visite du matin, que je vis la malade pour la première fois et la trouvai dans l'état suivant: elle se plaignait d'une douleur très-vive et persistante dans toute la partie postérieure et supérieure du cou. Le toucher ne l'exaspérait pas, tant qu'il était pratiqué partout ailleurs qu'au niveau de la fossette médiane de la nuque, dépression qui est à peu près au niveau de l'apophyse épineuse de l'axis. Mais dans cette région elle ne peut supporter sans crier une pression un peu forte. On remarque aussi que la face est légèrement grippée, comme celle d'une personne qui fait un effort. La tête est maintenue immobile et fixe sur la colonne cervicale, sans inclinaison dans le sens antéro-postérieur, ni sur les côtés. On sent facilement au toucher que les muscles de la partie postérieure du cou sont fortement contractés. Cette fixité de la tête et du cou donne à la malade un aspect particulier et caractéristique, dont se feront facilement une idée fort exacte les personnes qui ont observé des sujets atteints de tumeur blanche des premières vertèbres cérébrales à une période avancée.

La malade contracte fortement les muscles du cou dès qu'on essaye de fléchir, d'étendre ou de faire exécuter à la tête un mouvement de rotation ou de latéralité, ce qui exaspère encore ses douleurs.

Elle préfère la station assise, craint beaucoup de changer de position, et lorsqu'elle veut s'appuyer sur ses oreillers elle appelle les infirmières à son aide pour soutenir sa tête pendant qu'elle se renverse en arrière, ce qui augmente toujours les souffrances.

Les mouvements des membres supérieurs et inférieurs, des yeux et de la langue, se font librement. La parole n'est pas gênée. La sensibilité est normale; du côté droit elle semble un peu diminuée, à gauche elle n'éprouve pas de fourmillements.

Les mouvements du thorax se font comme à l'état normal, la déglutition n'est pas gênée.

Ces symptômes firent penser qu'il y avait une lésion des premières vertèbres cervicales, et empêchèrent qu'on fît autant d'attention à la maladie qui amenait cette femme à l'infirmerie qu'on aurait pu le faire.

On constata seulement de la fréquence du pouls, du râle crépitant en arrière et à gauche et râle muqueux à droite. (Trente sangsues à la nuque, potion calmante, bouillon.)

Le 5 au soir, la malade est dans le même état que le matin. Elle parle avec facilité. Les douleurs de la nuque n'ont pas diminué; aussi elle ne veut plus se soulever pour qu'on puisse l'ausculter. Le pouls est plus fréquent que le matin.

6 janvier. Elle a eu un peu de délire pendant la nuit, la face est un peu congestionnée, la physionomie altérée. Elle répond à peine aux questions; il y a de la prostration; le pouls est petit, misérable. Mêmes douleurs à la nuque, même immobilité volontaire du cou et de la tête. Toute la journée se passe dans le même état.

Les symptômes s'aggravent pendant la nuit, surtout la prostration, et la malade succombe le 7, à six heures du matin.

Autopsie vingt-six heures après la mort.

Le sujet présente encore une roideur cadavérique qui est très-prononcée aux muscles du cou qui maintiennent la tête dans la même position caractéristique qu'elle avait pendant la vie. On remarque derrière les apophyses mastoïdes les plaies des piqûres des sangsues. Il n'y a pas de traces de contusion au cuir chevelu ni à la face.

On met à découvert et on enlève avec soin successivement le trapèze, le splénius, le sacro-lombaire, le transversaire du cou, le petit et le grand complexus.

Le transversaire épineux et les droits et obliques postérieurs de la tête restaient encore, qu'en saisissant les apophyses épineuses de l'axis, on put reconnaître une mobilité anormale de l'arc postérieur de cette vertèbre et une crépitation manifeste, qui devenait encore plus évidente quand on fixait les apophyses transverses, et imprimait des mouvements de latéralité à l'arc postérieur de l'axis.

Les muscles transversaires épineux, et les droits obliques de la tête une fois enlevés, on vit une ecchymose qui entourait l'articulation de l'axis avec la troisième vertèbre cervicale, et on reconnut que la fracture avait eu lieu de chaque côté sur le pédicule qui sépare l'apophyse articulaire inférieur de la base de l'apophyse transverse de l'axis. Il n'y avait aucune lésion de l'atlas, de l'occipital, ni des autres os du crâne. La cavité crânienne fut ensuite ouverte, et le cerveau enlevé avec soin ; il fut impossible d'y découvrir la moindre lésion ni à l'extérieur, ni à l'intérieur: il n'était pas congestionné. Aucun épanchement séreux ni sanguin n'avait eu lieu, ni dans la cavité arachnoïdienne, ni dans le tissu cellulaire sous-arachnoïdien ou dans la pie-mère. La colonne cervicale fut ensuite enlevée avec une portion de la base du crâne.

L'arc postérieur des vertèbres situées au-dessous de l'axis, celui de l'altas et la partie postérieure de l'occipital furent coupés avec précaution, au moyen d'une pince incisive. On put alors constater qu'il n'y avait pas eu d'épanchement sanguin entre les vertèbres et la dure-mère rachidienne, qu'il n'y avait qu'une ecchymose peu considérable autour des points fracturés et autour de l'articulation de l'axis avec la troisième vertèbre cervicale.

Sur la pièce préparée ainsi qu'il vient d'être dit, on peut reconnaître qu'il y a fracture double de l'axis; que cette fracture siége sur le point le plus faible de cet os, c'est-à-dire sur le pédicule qui sépare l'apophyse articulaire inférieure de la base de l'apophyse transverse.

A gauche, la fracture commence immédiatement au devant de la surface articulaire de l'apophyse articulaire inférieure; elle est tout à fait transversale, et se dirige en haut et un peu en arrière, formant avec la surface articulaire un angle obtus ouvert en arrière. De ce côté la fracture est à 6 millimètres derrière le trou de l'apophyse transverse, de sorte que l'artère vertébrale n'a pas été lésée; de ce côté on voit encore que la surface fracturée est lisse, unie, et le tissu de l'os dur, compact, et nullement spongieux. A droite, la fracture commence à 2 millimètres au devant de la surface articulaire inférieure de l'axis, et 2 millimètres en arrière du trou de l'apophyse transverse, de sorte que, de ce côté aussi, l'artère vertébrale n'a pas été lésée. De même qu'à gauche elle est tout à fait transversale, et se dirige aussi en haut et un peu en arrière, en formant avec la surface articulaire inférieure de l'axis un angle ouvert en arrière, un peu moins obtus que du côté opposé. Comme du côté opposé, l'os est dur, compact, mais la surface fracturée est moins lisse, présente quelques saillies et dépressions.

Les surfaces fracturées ont été maintenues en rapport par les fibres ligamenteuses qui unissent les apophyses articulaires de l'axis avec celles de la troisième vertèbre cervicale et de l'atlas. On peut encore reconnaître qu'il n'y a pas eu de déplacement possible, ni du côté de l'atlas, ni du côté de la troisième cervicale, à cause du contact presque immédiat de ces os, ni transversalement, à cause de l'intégrité des moyens d'union de l'axis avec la troisième vertèbre cervicale, tant du côté de l'arc postérieur que de celui des apophyses articulaires. Ainsi la compression de la moelle et celle des deuxième et troisième paires cervicales n'ont pu avoir lieu. Ces faits s'accordent avec l'absence de paralysie observée pendant la vie. Enfin, après avoir fendu la dure-mère rachidienne, on put voir qu'il n'y avait pas eu d'épanchement de sang dans la cavité, et que la moelle épinière était parfaitement saine, tant au niveau de l'axis qu'au-dessus et au-dessous. A l'ouverture de la poitrine, on reconnut de l'emphysème, très-prononcé au bord antérieur des deux poumons, surtout à droite. Tout le lobe inférieur du poumon gauche présentait des lésions qui caractérisaient la pneumonie à la troisième période, c'est-à-dire de l'hépatisation grise avec écoulement de mucus purulent à la pression : cependant un morceau de ce lobe jeté au fond d'un vase restait à la partie supérieure de l'eau. Le lobe supérieur présentait de l'hépatisation grise en arrière, moins avancée qu'au lobe inférieur, se fondant insensiblement en avant avec de l'hépatisation rouge. Les grosses branches du poumon droit étaient seules enflammées. Cet organe était engoué par hypostase dans tout son bord postérieur. Le ventricule gauche du cœur était vide et contracté ; le ventricule droit était plein de caillots fibrineux s'étendant jusque dans l'artère pulmonaire et l'oreillette droite. Les viscères abdominaux étaient sains, le foie seul était assez fortement congestionné par du sang noir qui coulait en abondance.

Remarques. — Plusieurs remarques peuvent être faites à l'occasion de cette fracture :

1° *Relativement à leur fréquence,* les fractures de l'axis n'ont pas été mentionnées d'une manière spéciale par les auteurs. Astley Cooper ne cite qu'un fait de fracture de l'apophyse odontoïde, et les traducteurs de cet ouvrage n'en rapportent aucune observation dans leurs notes, ni dans la bibliographie dont ils ont fait suivre le chapitre des fractures de la colonne vertébrale. Aucune observation n'est citée dans le *Dictionnaire de médecine* (2e édit.), à l'article des FRACTURES DU RACHIS.

2° Quant à la cause, on remarquera qu'elle a été peu énergique dans ce cas, puisque la malade est tombée seulement de la hauteur de son lit, en se penchant sur le bord; mais on sait que chez les vieillards les os sont plus fragiles, et, de plus, la fracture a eu lieu dans le point le plus faible de l'os.

3° Il est peut-être difficile de se rendre compte d'une manière satisfaisante du mécanisme de cette fracture : on peut essayer de le faire, en observant que la tête ayant été fortement fléchie en avant, si les grands droits postérieurs de la tête se sont fortement contractés au moment de la chute pour prévenir la flexion forcée de la tête, ils ont agi comme une corde fortement tendue entre l'axis et l'occipital, et ce dernier, dans la flexion forcée qu'il a éprouvée, a entraîné avec lui l'arc postérieur de l'axis, qui s'est rompu plutôt que les muscles qui se rompent difficilement durant leur contraction.

4° Quant aux symptômes, il n'y a eu, dans ce cas, que la douleur et l'immobilité caractéristique et instinctive de la tête pour faire croire à une fracture des premières vertèbres, mais pas de paralysie des membres, de la vessie, du rectum, ni des muscles inspirateurs; paralysies qui se montrent ordinairement dans les fractures et les luxations des vertèbres cervicales. Ces faits ne doivent pas étonner, puisqu'il n'y a pas eu, dans ce cas, de compression possible, comme dans les cas rapportés par les auteurs; de sorte que, chez cette femme, la fracture eût pu guérir si elle avait eu lieu dans toute autre circonstance.

5° Le pronostic aurait donc pu ne pas être grave, sauf le cas où quelque complication serait survenue; une méningite rachidienne, par exemple, développée par continuité, et concomitante de l'inflammation qui accompagne la cicatrisation des os. Pour ce qui est du traitement qu'on aurait dû suivre pour que cette fracture eût pu guérir, il aurait suffi de continuer à maintenir la tête dans l'immobilité à laquelle la malade se soumettait instinctivement pour prévenir la douleur.

www.ingramcontent.com/pod-product-compliance
Ingram Content Group UK Ltd.
Pitfield, Milton Keynes, MK11 3LW, UK
UKHW020211200726
13856UKWH00004B/1327

9 782012 878150